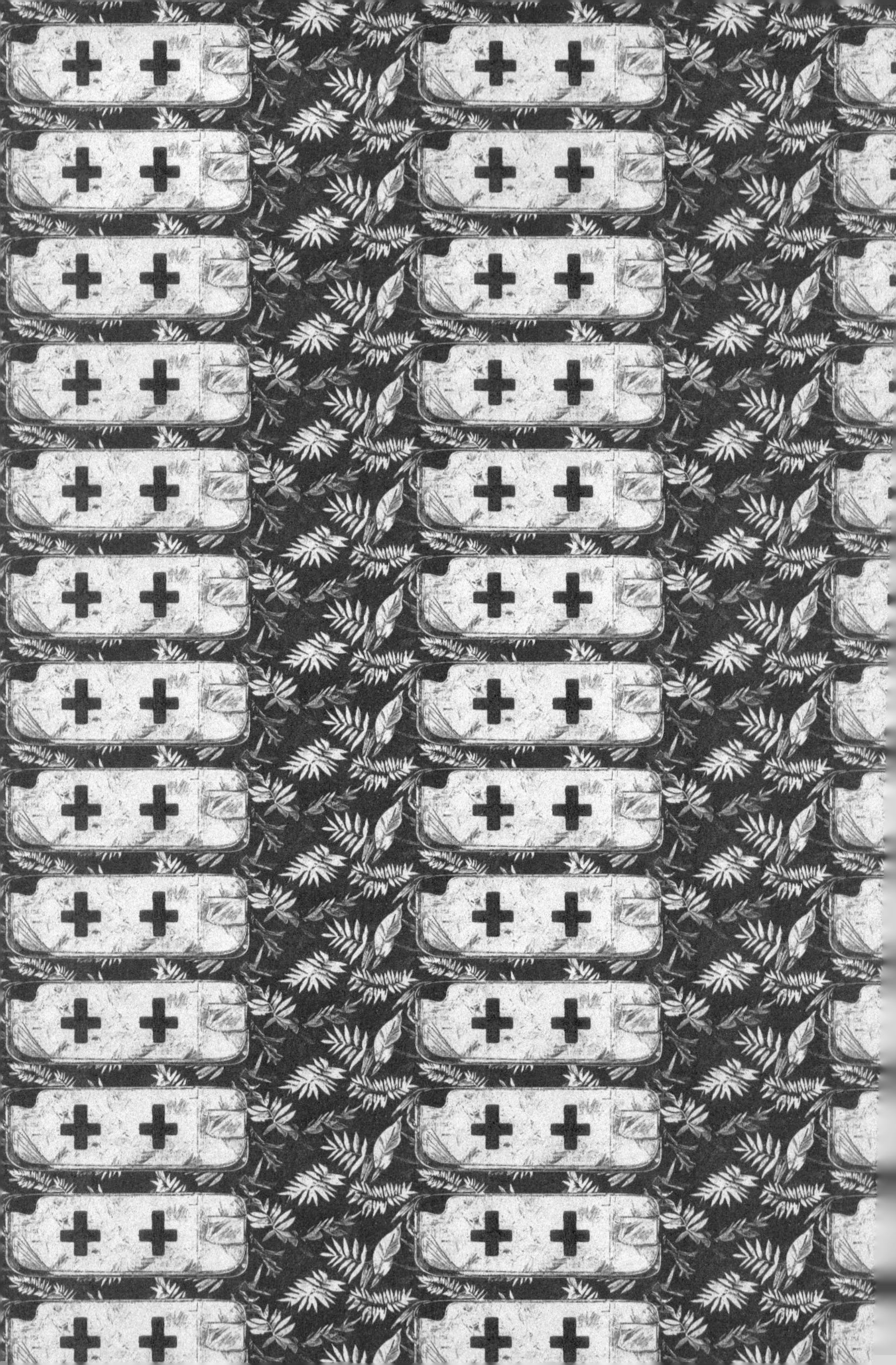

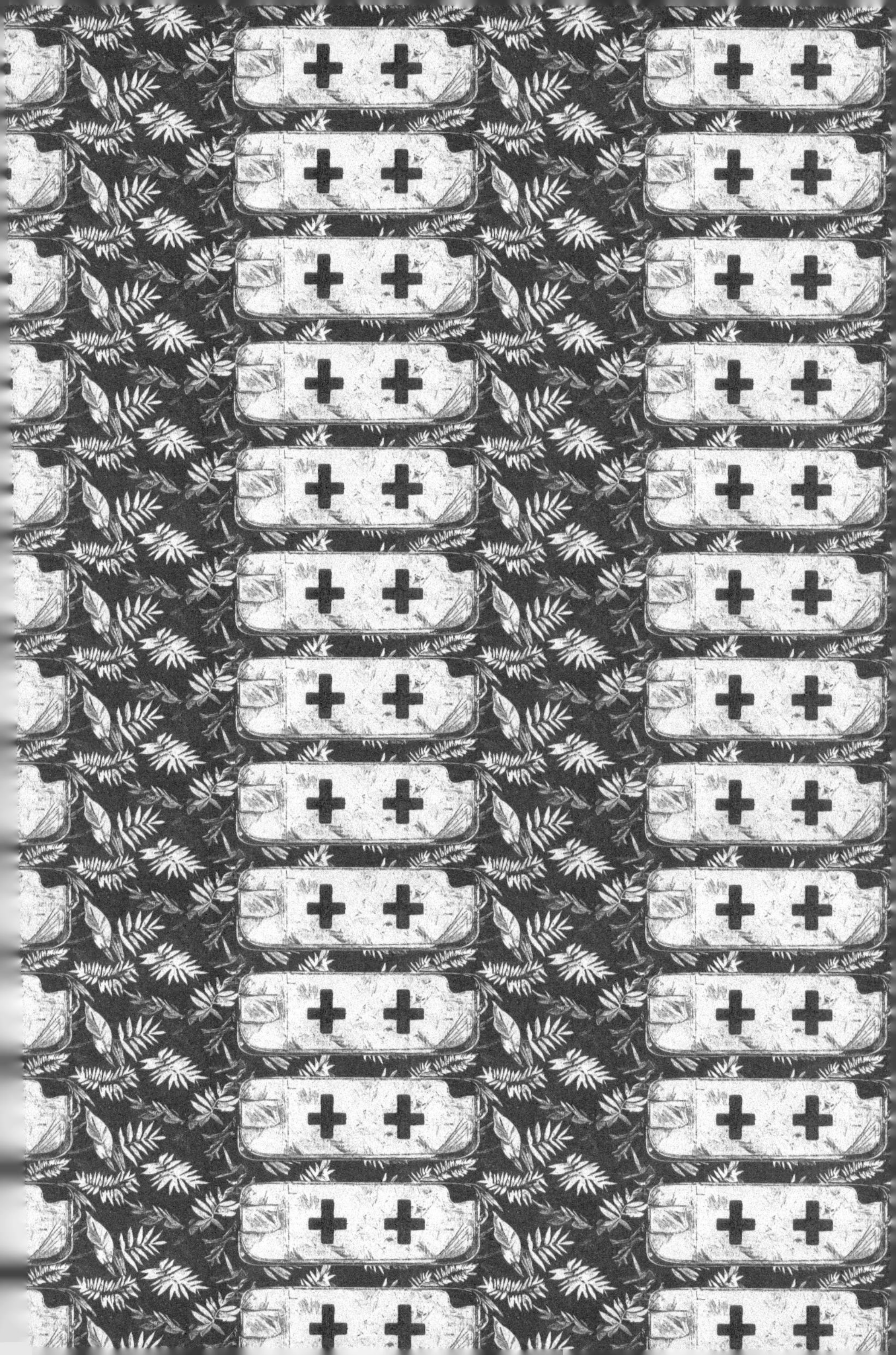

Mentions légales

Saage Media GmbH
c/o SpinLab – The HHL Accelerator
Spinnereistraße 7
04179 Leipzig, Germany
E-Mail: contact@SaageMedia.com
Web: www.SaageMedia.com
Commercial Register: Local Court Leipzig, HRB 42755 (Handelsregister: Amtsgericht Leipzig, HRB 42755)
Managing Director: Rico Saage (Geschäftsführer)
VAT ID Number: DE369527893 (USt-IdNr.)

Éditeur: Saage Media GmbH
Publication: 02.2025
Conception de la couverture: Saage Media GmbH
ISBN Broché (fr): 978-3-384-53027-1
ISBN Ebook (fr): 978-3-384-53028-8

Mentions légales / Avis

Les liens externes et les références aux sources énumérés dans ce livre ont été vérifiés au moment de la publication. L'auteur n'a aucune influence sur la conception et le contenu actuels et futurs des pages liées. Le fournisseur du site web lié est seul responsable des contenus illégaux, incorrects ou incomplets ainsi que des dommages résultant de l'utilisation ou de la non-utilisation des informations, et non la personne qui renvoie à la publication respective via des liens. Toutes les sources externes utilisées sont répertoriées dans la bibliographie. Malgré un contrôle minutieux du contenu, nous n'assumons aucune responsabilité pour le contenu des sources externes. Les opérateurs des sources citées sont seuls responsables de leur contenu. Les images et les sources de tiers sont marquées comme telles. La reproduction, le traitement, la distribution et tout type d'exploitation en dehors des limites du droit d'auteur nécessitent le consentement écrit de l'auteur ou du créateur respectif.
Ce livre a été traduit de l'allemand. Des écarts par rapport à l'original ou des erreurs de traduction ne peuvent être totalement exclus. Toutes les sources citées dans le livre sont disponibles en anglais. Nous déclinons toute responsabilité pour d'éventuelles inexactitudes ou malentendus de contenu résultant de la traduction.
Les données des diagrammes qui ne sont pas explicitement marquées d'une source ne sont pas basées sur des études mais sont des hypothèses non contraignantes pour une meilleure visualisation.
Ce livre a été créé à l'aide de l'Intelligence Artificielle (IA) et d'autres outils. Entre autres, des outils ont été utilisés pour la recherche, l'écriture/édition et la génération d'illustrations décoratives. Malgré les vérifications, des erreurs ne peuvent être totalement exclues. Nous tenons à souligner que l'utilisation de l'IA sert d'outil de support pour offrir à nos lecteurs une expérience de lecture de haute qualité et inspirante.

Les références et citations contenues dans ce livre ont été soigneusement recherchées et reproduites dans leur sens. L'interprétation et la présentation du contenu cité reflètent la compréhension de l'auteur et ne correspondent pas nécessairement à l'intention ou à l'opinion des auteurs originaux. Pour les citations paraphrasées, les déclarations principales des sources originales ont été intégrées dans le contexte de cet ouvrage au mieux des connaissances et des convictions, mais peuvent s'écarter des formulations originales et des nuances de sens en raison du transfert et de la simplification. Toutes les sources utilisées sont entièrement répertoriées dans la bibliographie et peuvent y être lues dans l'original. La responsabilité de l'interprétation et de l'intégration contextuelle du contenu cité incombe à l'auteur de ce livre. Pour les questions scientifiques et les informations détaillées, il est recommandé de consulter les sources originales. L'auteur s'est efforcé de présenter des sujets scientifiques complexes de manière généralement compréhensible. Des simplifications et des généralisations ne peuvent être exclues. Aucune garantie ne peut être donnée quant à l'exactitude technique et l'exhaustivité des présentations simplifiées. La reproduction paraphrasée des citations et des découvertes scientifiques est effectuée consciencieusement conformément à la loi sur les citations selon § 51 UrhG et à toutes les dispositions pertinentes sur le droit d'auteur d'autres pays. Lors de la simplification, du transfert et éventuellement de la traduction de contenu scientifique dans un langage généralement compréhensible, des nuances de sens et des détails techniques peuvent être perdus. L'auteur ne revendique aucun droit sur les œuvres citées et respecte tous les droits d'auteur des auteurs originaux. Si une utilisation non autorisée est détectée, l'auteur demande d'en être informé pour prendre les mesures appropriées. À des fins académiques et lors de l'utilisation comme référence scientifique, il est expressément recommandé de se référer aux sources originales. La présentation simplifiée sert exclusivement à l'information scientifique populaire.

Les informations médicales, les méthodes de traitement et les instructions de premiers secours contenues dans ce livre ont été soigneusement recherchées et compilées au meilleur de nos connaissances. Cependant, elles ne remplacent en aucun cas le traitement par du personnel médical qualifié. En cas d'urgence, il est impératif de faire appel à une aide médicale professionnelle chaque fois que cela est possible. Les techniques de survie, les méthodes de guérison et les mesures médicales décrites peuvent différer dans la pratique des représentations et comportent des risques inhérents. L'application se fait à vos propres risques. Aucune responsabilité pour les dommages corporels, matériels ou pécuniaires résultant de l'application des méthodes décrites n'est acceptée. Les plantes médicinales présentées et leurs applications ont été recherchées avec soin, mais aucune garantie ne peut être donnée quant à leur identification correcte et à leur utilisation sécurisée. Des confusions avec des plantes toxiques sont possibles et peuvent être mortelles. Cette œuvre se veut un guide pour des situations d'urgence extrêmes où aucun soin médical professionnel n'est disponible. Elle ne remplace en aucun cas une formation médicale solide ou un traitement médical. Tous les médicaments, remèdes et dispositifs médicaux mentionnés peuvent être soumis à des restrictions légales. L'acquisition et l'utilisation doivent se faire dans le respect des dispositions légales en vigueur.

Bendis Saage

Manuel de survie médicale: Premiers secours en milieu sauvage et médecine d'urgence

Guide pratique de médecine de plein air et de survie pour survivre sans médecin - Techniques essentielles et soins naturels en situation extrême

101 Sources
44 Diagrammes
99 Images
7 Illustrations

Chers lecteurs,

nous vous remercions sincèrement d'avoir choisi ce livre. Par votre choix, vous nous avez non seulement accordé votre confiance, mais aussi une partie de votre précieux temps. Nous en sommes très reconnaissants.

Dans un monde rempli d'événements imprévisibles, les connaissances médicales peuvent décider de la vie ou de la mort. Que faire lorsque l'aide professionnelle n'est pas accessible ? Ce manuel spécialisé transmet des connaissances approfondies en médecine d'urgence et en médecine de survie - des mesures immédiates salvatrices à l'utilisation de remèdes naturels. Les instructions pratiques vous habilitent à fournir des soins médicaux de base en situation de crise, lors d'activités de plein air ou dans la nature. Apprenez des techniques éprouvées pour le traitement des blessures, la gestion de la douleur naturelle et le traitement des blessures typiques en extérieur. Ce guide structuré allie médecine d'urgence moderne et médecine traditionnelle, transmettant des connaissances vitales pour des situations extrêmes. Préparez-vous dès maintenant à relever des défis médicaux en dehors de la civilisation - car en cas d'urgence, chaque minute compte.

Ce guide vous fournit des informations faciles à comprendre et pratiques sur un sujet complexe. Grâce à des outils numériques développés en interne qui utilisent également des réseaux neuronaux, nous avons pu mener des recherches approfondies. Le contenu a été structuré de manière optimale et développé jusqu'à la version finale pour vous fournir une vue d'ensemble bien fondée et facilement accessible. Le résultat : vous obtenez une vision complète et bénéficiez d'explications claires et d'exemples illustratifs. La conception visuelle a également été optimisée grâce à cette méthode avancée afin que vous puissiez rapidement saisir et utiliser les informations.

Nous nous efforçons d'atteindre la plus grande précision, mais nous sommes reconnaissants pour toute indication d'erreurs possibles. Visitez notre site web pour trouver les dernières corrections et ajouts à ce livre. Ceux-ci seront également intégrés dans les éditions futures.

Nous espérons que vous apprécierez la lecture et découvrirez de nouvelles choses ! Si vous avez des suggestions, des critiques ou des questions, nous attendons vos commentaires. Ce n'est que par un échange actif avec vous, les lecteurs, que les futures éditions et œuvres pourront devenir encore meilleures. Restez curieux !

Bendis Saage

Saage Media GmbH - Équipe

- www.SaageBooks.com/fr
- support@saagemedia.com
- Spinnereistraße 7 - c/o SpinLab – The HHL Accelerator, 04179 Leipzig, Germany

Accès rapide aux connaissances

Pour garantir une expérience de lecture optimale, nous souhaitons vous familiariser avec les principales caractéristiques de ce livre :

- **Structure Modulaire :** Chaque chapitre est autonome et peut être lu indépendamment des autres.
- **Recherche Approfondie :** Tous les chapitres sont basés sur une recherche approfondie et sont étayés par des références scientifiques. Les données présentées dans les diagrammes servent à une meilleure visualisation et sont basées sur des hypothèses, non sur les données fournies dans les sources. Une liste complète des sources et des crédits d'images se trouve en annexe.
- **Terminologie Claire :** Les termes techniques soulignés sont expliqués dans le glossaire.
- **Résumés des Chapitres :** À la fin de chaque chapitre, vous trouverez des résumés concis qui vous donnent un aperçu des points clés.
- **Recommandations Concrètes :** Chaque sous-chapitre se termine par une liste de conseils spécifiques pour vous aider à mettre en pratique ce que vous avez appris.

Matériel bonus supplémentaire sur notre site web

Sur notre site web, nous prévoyons de mettre à votre disposition les documents exclusifs suivants :

- Contenu bonus et chapitres supplémentaires
- Un résumé global compact
- Une version dramatique audio. (En cours de planification)

Le site web est actuellement en construction.

www.SaageBooks.com/fr/medecine_de_survie-bonus-JUSTA8

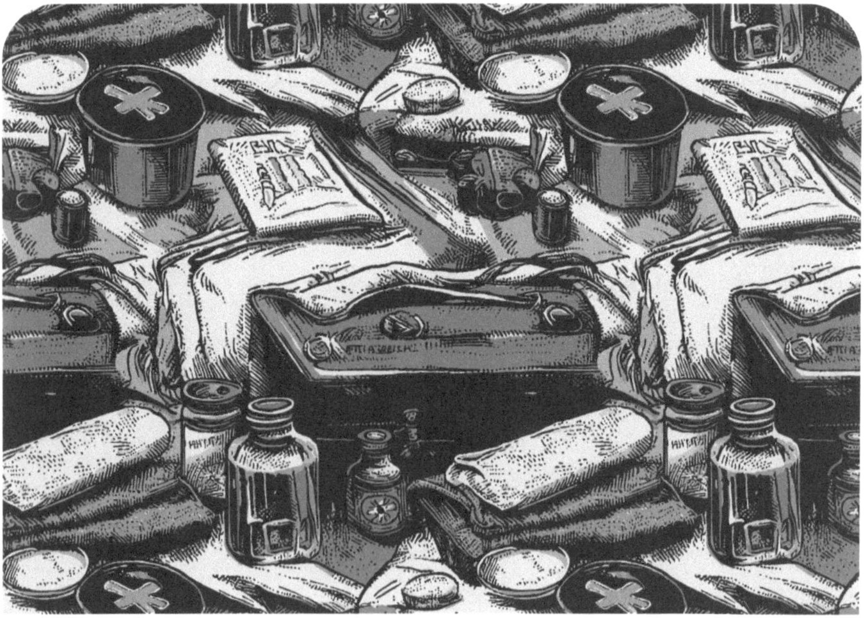

Table des matières

1. Secourisme de base

Que faire lorsque l'aide médicale n'est pas disponible en quelques minutes ? Dans les situations de crise et dans les zones reculées, des connaissances de base en secourisme peuvent sauver des vies. Les gestes et techniques appropriés permettent de fournir des premiers secours de manière efficace, même avec des moyens limités. Ce chapitre transmet des compétences essentielles pour les premiers secours médicaux dans des conditions difficiles. Celui qui maîtrise ces fondamentaux peut agir avec sang-froid dans des moments critiques - lorsque chaque minute compte.

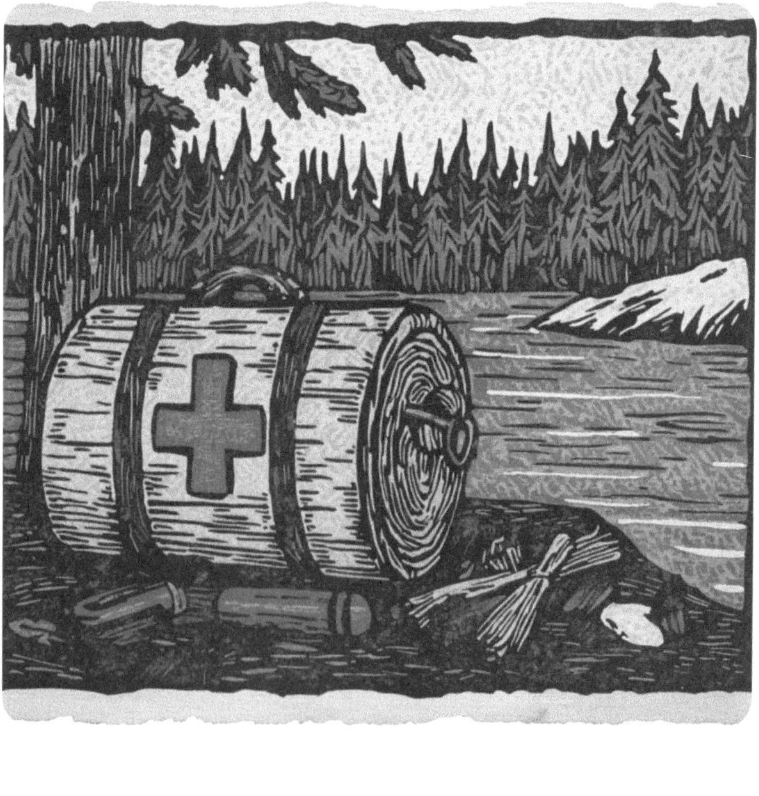

1. 1 Mesures immédiates de sauvetage

Les urgences mettant en danger la vie nécessitent une action rapide et réfléchie. Ce chapitre traite des principales mesures de secours immédiates en cas de perte de conscience, d'arrêt cardiaque et de fortes hémorragies. Les techniques décrites ici sont essentielles pour pouvoir apporter une aide efficace en situation de crise, jusqu'à l'arrivée des secours professionnels. L'ignorance peut avoir des conséquences fatales – apprenez dès maintenant à sauver des vies.

Une pratique continue et un rafraîchissement régulier des compétences en premiers secours, en particulier la position latérale de sécurité, la réanimation cardio-pulmonaire et l'hémostase, sont essentiels pour agir efficacement en cas d'urgence.

Inconscience et position latérale de sécurité

L'inconscience survient lorsqu'une personne ne réagit pas aux stimuli externes [s1]. Elle est considérée comme une urgence médicale et peut avoir diverses causes, telles que des maladies, des blessures, la consommation de drogues ou l'étouffement [s1]. En cas d'inconscience, il est crucial de vérifier régulièrement la respiration et le pouls [s1]. Si la personne inconsciente respire, elle doit être placée en position latérale de sécurité (également position de récupération) pour dégager les voies respiratoires et minimiser le risque d'étouffement [s2] [s3]. Cela est particulièrement important pour les personnes ayant un niveau de conscience réduit, afin de prévenir les obstructions des voies respiratoires et l'aspiration [s2]. Si la personne inconsciente a été mise dans cet état à cause d'une crise, la position latérale de sécurité offre également une protection contre l'aspiration [s4]. Cependant, en cas de suspicion de blessure de la colonne vertébrale, il convient de ne pas modifier la position tant que la respiration est présente [s1]. En cas d'arrêt cardiaque, la position latérale de sécurité ne doit pas être utilisée, car elle complique la détection de l'arrêt [s2]. La bonne exécution de la position latérale de sécurité peut être significativement améliorée par un entraînement ciblé, tel qu'une formation de premiers secours de trois jours [s5]. Des études montrent qu'après une telle formation, le taux de réussite passe de 1 % à 74 % et ce taux reste presque constant même après quatre mois [s5]. Les enfants à partir de sept ans sont capables d'apprendre et d'appliquer la position latérale de sécurité, ce qui favorise leur conscience sociale et leur empathie [s5] [s6]. Bien qu'ils hésitent dans des situations de test, les enfants montrent souvent une application correcte des mesures de premiers secours apprises, y compris la position latérale de sécurité, dans des situations d'urgence réelles [s6]. Le positionnement du patient doit toujours être effectué en tenant compte de la situation individuelle et de la nécessité d'une surveillance continue de la respiration et de la conscience [s2]. Il est

important de noter que les preuves scientifiques concernant la position latérale de sécurité sont limitées et que les recommandations actuelles reposent sur des bases probantes faibles [s2].

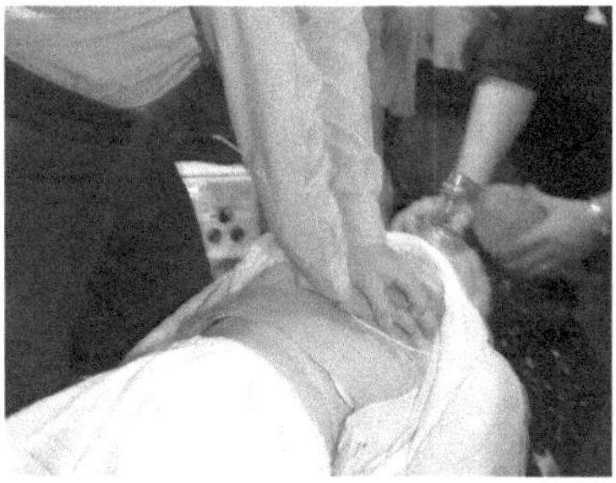

Arrêt cardiaque [i1]

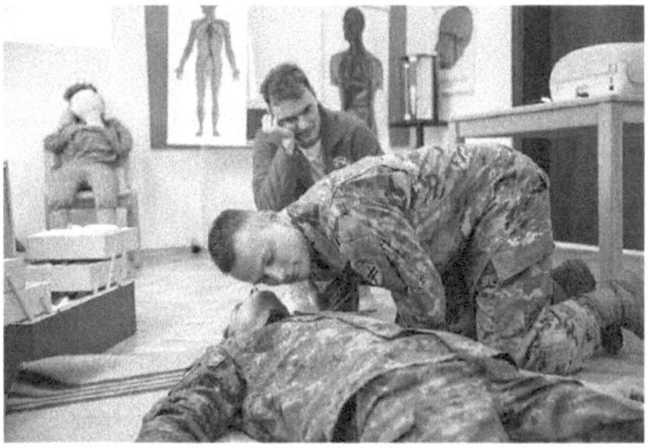

Obstruction des voies respiratoires [i2]

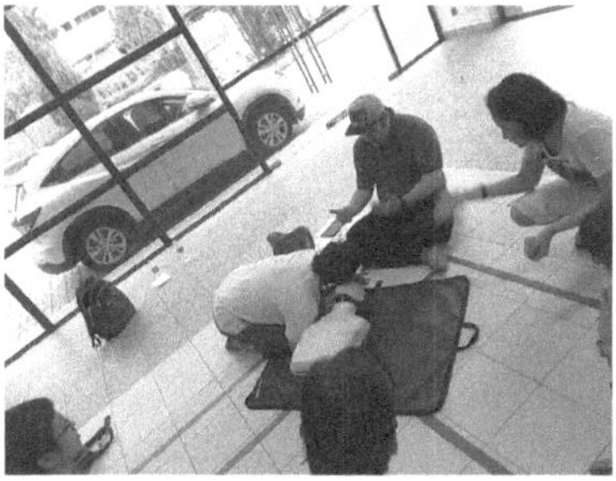

Formation aux premiers secours [i3]

Bon à savoir

Blessure de la colonne vertébrale

En cas de suspicion de blessure de la colonne vertébrale dans une situation de survie, la personne ne doit pas être déplacée autant que possible pour éviter d'autres dommages. La stabilisation et l'aide professionnelle sont essentielles.

Inconscience

Dans une situation de survie, l'inconscience peut survenir en raison de divers facteurs tels que l'hypothermie, la déshydratation, les blessures à la tête ou les intoxications. L'évaluation rapide de la situation et la mise en œuvre de mesures appropriées sont vitales pour la survie.

Obstructions des voies respiratoires

Les obstructions des voies respiratoires peuvent être mortelles dans des situations de survie. Elles peuvent être causées par des corps étrangers, des gonflements ou des liquides et nécessitent une action rapide pour rétablir la respiration.

Position de récupération

La position de récupération (position latérale de sécurité) est essentielle dans les situations de survie pour sécuriser la respiration des inconscients et minimiser le risque d'étouffement, en particulier dans des zones isolées sans accès rapide aux soins médicaux.

Causes courantes d'inconscience

Répartition des causes d'inconscience en situation de survie.

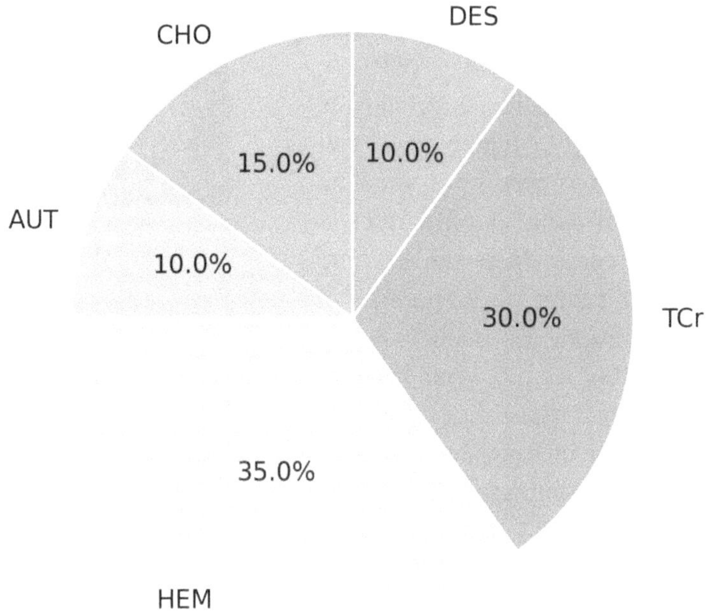

AUT: Autres
CHO: Choc
DES: Déshydratation
HEM: Hémorragie grave
TCr: Traumatisme crânien

Le graphique souligne que les saignements graves et les traumatismes crâniens sont les causes les plus fréquentes d'inconscience dans les scénarios de survie, soulignant l'importance de hiérarchiser les compétences telles que le contrôle des hémorragies et l'évaluation des traumatismes crâniens. Tandis que d'autres facteurs contribuent, la compréhension de la prévalence de ces causes majeures permet une meilleure préparation et une meilleure allocation des ressources en cas de crise.

Réanimation cardio-pulmonaire

Réanimation cardio-pulmonaire (RCP) est une mesure salvatrice appliquée en cas d'arrêt cardiaque. Elle vise à maintenir l'apport en oxygène du cerveau et d'autres organes vitaux jusqu'à l'arrivée des secours professionnels. [s7] La RCP se compose de deux éléments principaux : compressions thoraciques et ventilation. Les compressions simulent le pompage du cœur et propulsent le sang dans le corps. Elles doivent être effectuées au centre de la poitrine, à peu près au niveau des mamelons. Un rythme de 100 à 120 compressions par minute est à viser. La ventilation soutient l'apport en oxygène du sang. Après 30 compressions, deux ventilations suivent. [s8] Si vous n'êtes pas sûr de la manière de ventiler, concentrez-vous uniquement sur la massage cardiaque, car même sans ventilation, des compressions continues et efficaces augmentent les chances de survie. [s8] Une intervention rapide est cruciale. Chaque minute sans RCP réduit la probabilité de survie de 7 à 10 %. [s7] L'utilisation précoce d'un défibrillateur externe automatisé (DEA) peut même augmenter le taux de survie jusqu'à 75 %. [s7] Un DEA analyse le rythme cardiaque et délivre un choc électrique si nécessaire. Les appareils sont faciles à utiliser et disponibles dans de nombreux lieux publics. En cas d'arrêt cardiaque chez un enfant de moins d'un an, la RCP doit être effectuée avec une main, tandis que pour les enfants plus âgés et les adultes,

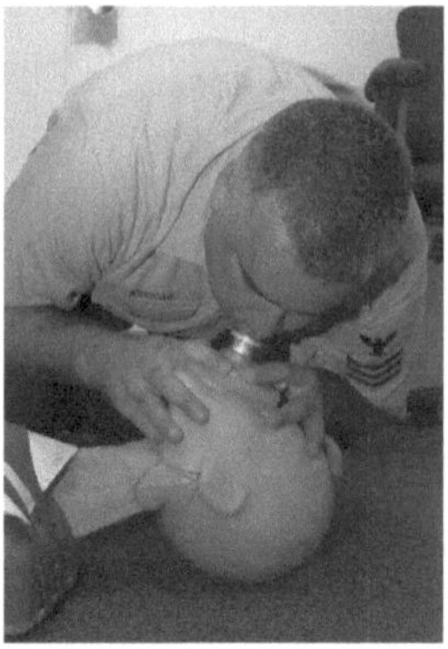

Ventilation [i4]

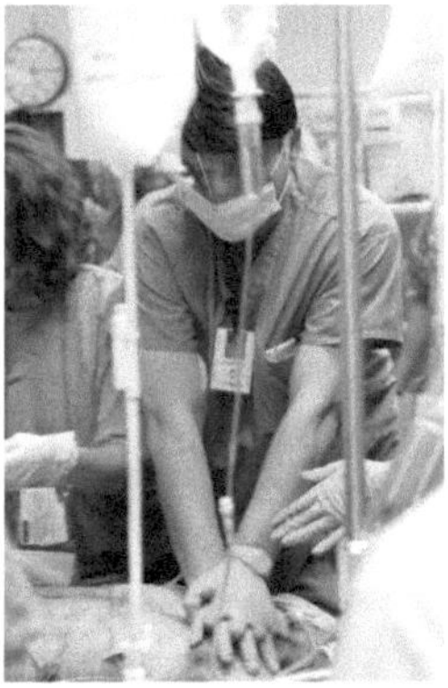

Compressions thoraciques [i5]

deux mains doivent être utilisées. Veillez toujours à alerter les secours (112) le plus tôt possible, idéalement immédiatement après avoir constaté l'arrêt cardiaque. [s9] Ce n'est qu'à travers une combinaison de réaction rapide, de RCP efficace et de défibrillation précoce que les chances de survie peuvent être maximisées. [s9]

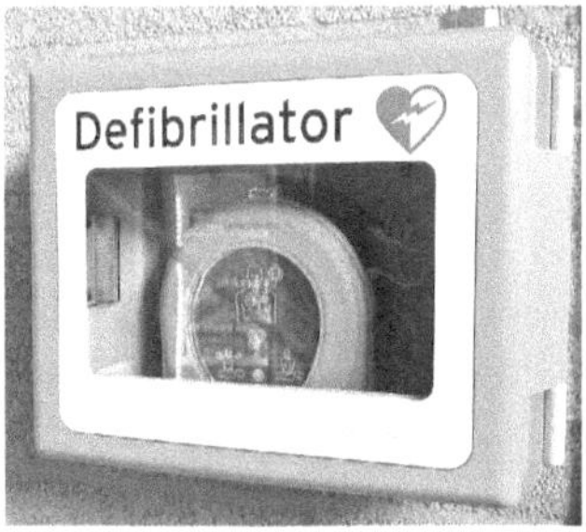

Défibrillateur Automatisé Externe [i6]

Bon à savoir

Compression thoracique

Les compressions thoraciques sont des exercices de pression rythmique sur la poitrine qui simulent le cœur et maintiennent le flux sanguin dans le corps. La bonne technique et la fréquence sont essentielles pour l'efficacité de la RCP.

Massage cardiaque

Le massage cardiaque est le principal élément de la RCP. En appuyant rythmiquement sur la poitrine, le cœur est comprimé et le flux sanguin dans le corps est ainsi maintenu artificiellement. Même sans ventilation, un massage cardiaque efficace peut considérablement améliorer les chances de survie.

Réanimation cardio-pulmonaire

La réanimation cardio-pulmonaire est une combinaison de massage cardiaque et de ventilation, réalisée en cas d'arrêt cardiaque pour maintenir la circulation sanguine et l'apport en oxygène du corps jusqu'à l'arrivée d'une aide qualifiée. C'est la mesure d'urgence la plus importante en cas d'arrêt cardiaque et peut considérablement augmenter les chances de survie.

Taux de survie à la RCP en fonction du temps de réponse

Le taux de survie diminue rapidement avec un retard de la RCP.

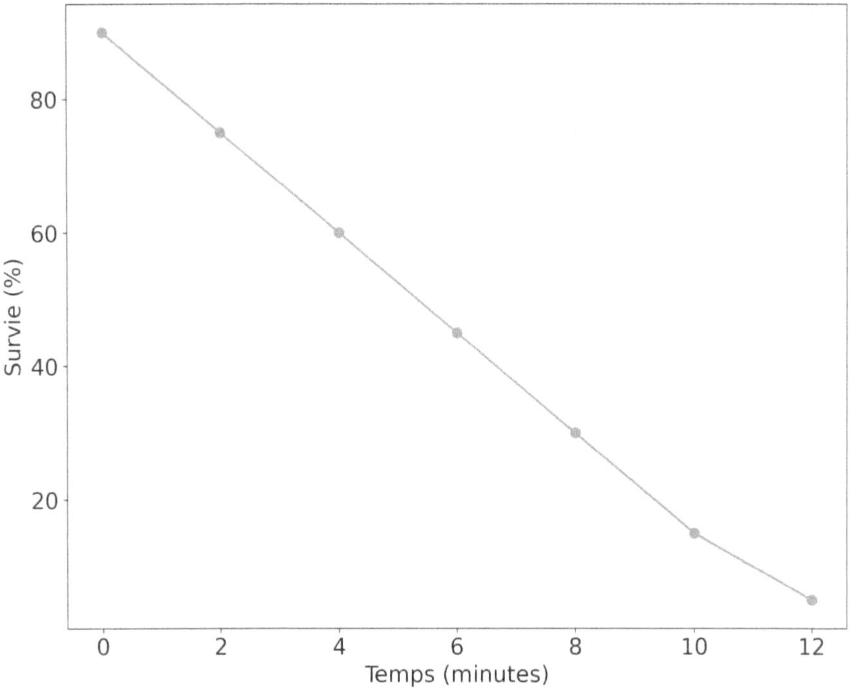

Ce graphique démontre clairement l'importance cruciale d'une initiation immédiate de la RCP. Chaque minute sans RCP réduit considérablement les chances de survie. Une réponse et une intervention rapides sont essentielles pour maximiser les résultats positifs dans les scénarios d'arrêt cardiaque.

Arrêter les hémorragies graves

Les hémorragies graves représentent un danger immédiat pour la vie en cas d'urgence et nécessitent une action rapide et ciblée. La première étape pour arrêter le saignement consiste toujours à exercer une pression directe sur la plaie [s10]. Appliquez une pression avec la paume de votre main ou, si disponible, avec un tissu stérile, directement sur la source de saignement. Cette pression doit être maintenue jusqu'à ce que le flux sanguin s'arrête ou que des professionnels de la santé arrivent. Un bandage compressif peut aider à maintenir la pression constante et doit être appliqué de manière à couvrir complètement la plaie et à répartir la pression uniformément [s11]. Il est important de ne pas retirer le bandage, même s'il est imbibé de sang, mais d'ajouter d'autres couches par-dessus. En cas d'hémorragies graves aux extrémités qui ne peuvent pas être contrôlées par pression directe, l'utilisation d'un garrot est essentielle [s10]. Le garrot doit être placé aussi près que possible de la plaie, mais pas directement sur l'articulation [s10]. Serrez le garrot jusqu'à ce que le saignement s'arrête. Notez l'heure de l'application et informez les secours. Dans certains cas, comme pour des hémorragies très fortes ou difficilement contrôlables, un deuxième garrot peut être nécessaire, à appliquer à côté du premier [s10]. Pour les saignements dans des zones du corps qui ne peuvent pas être ligaturées (par exemple, le tronc, l'aine), des dispositifs de garrot spéciaux ont été développés [s10]. Ceux-ci permettent d'exercer une pression dans ces zones et de contrôler le saignement. En plus de ces mesures, des agents hémostatiques peuvent être utilisés [s10]. Ces substances favorisent la coagulation sanguine et peuvent être utilisées en combinaison avec une pression directe ou des tampons de plaie [s12]. Elles sont particulièrement utiles pour les plaies non compressibles, où ni la pression directe ni un garrot ne sont efficaces. L'application d'agents hémostatiques doit cependant être effectuée uniquement par du personnel formé. Des médicaments comme

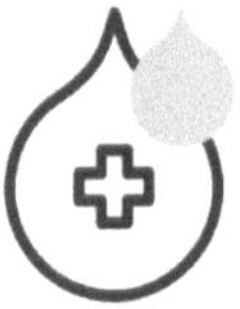

l'acide tranexamique peuvent également soutenir la coagulation sanguine et réduire la mortalité chez les patients traumatisés [s10]. Ces médicaments sont généralement administrés à l'hôpital. L'équipement de kits de contrôle des hémorragies, placés dans des lieux à forte affluence, peut être vital en cas d'urgence [s13]. Ces kits doivent contenir des contenus standardisés tels que des bandages hémostatiques, des bandages compressifs et des garrots [s13]. Des formations régulières et des exercices pratiques sur le contrôle des hémorragies pour différents groupes cibles sont indispensables pour pouvoir agir rapidement et efficacement en cas de besoin [s13].

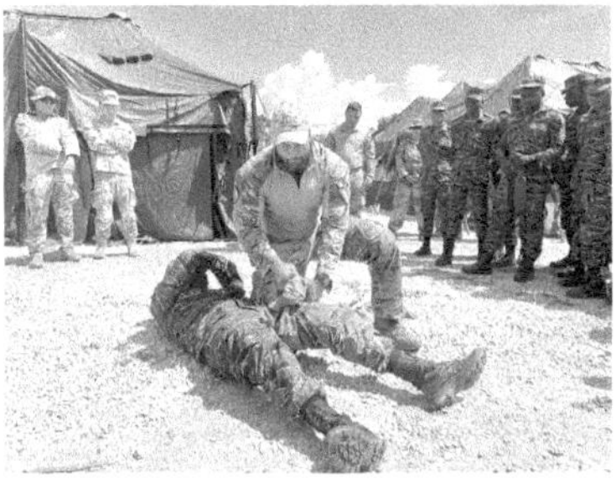

Garrot [i7]

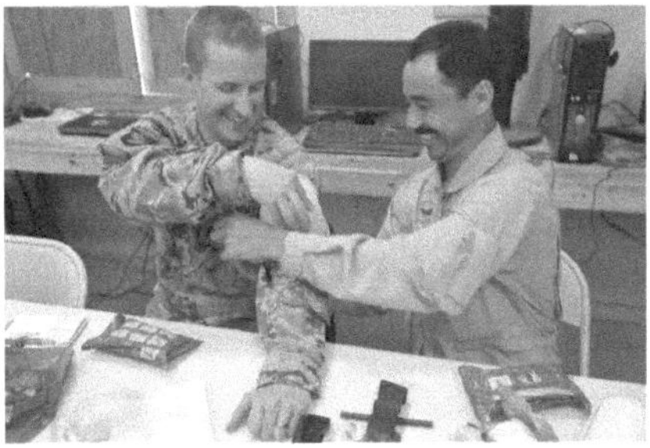

Pansement compressif [i8]

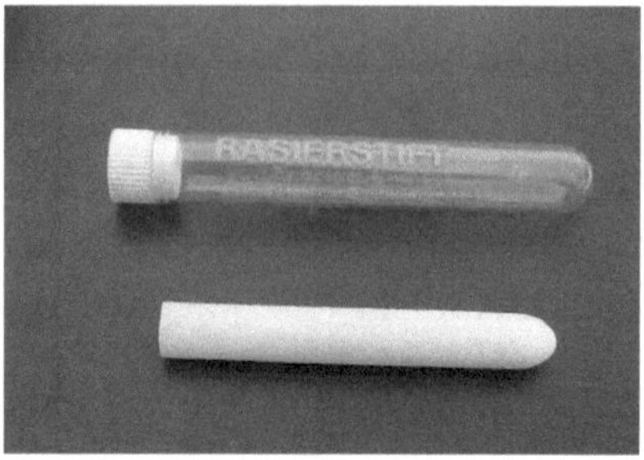

Agent hémostatique [i9]

Bon à savoir

Hémostatique

Désigne la capacité à arrêter les saignements ou à favoriser la coagulation sanguine. Les agents hémostatiques peuvent être utilisés sous forme de bandages, de granulés ou d'autres matériaux pour arrêter le saignement.

Kits de contrôle des hémorragies

Kits spécialisés contenant des matériaux essentiels pour le contrôle des hémorragies, tels que des garrots, des bandages compressifs, des bandages hémostatiques et des gants. Ils sont stratégiquement placés dans des zones à haut risque de saignements graves.

Acide tranexamique

Un médicament qui inhibe la dissolution des caillots sanguins et contribue ainsi à l'arrêt des saignements. Il est souvent utilisé en cas de blessures graves ou d'opérations pour réduire la perte de sang.

Efficacité des méthodes de contrôle des hémorragies

Comparaison de l'efficacité du contrôle des saignements

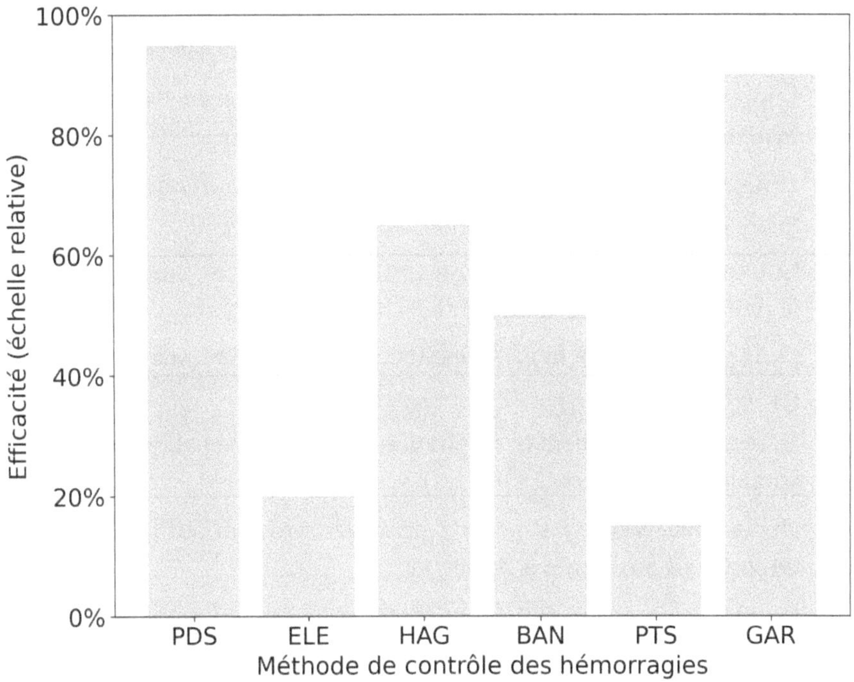

BAN: Bandage de compression

GAR: Garrot

PDS: Pression directe/Tamponnement

ELE: Élévation

HAG: Agent hémostatique

PTS: Points de pression

La pression directe combinée au tamponnement de la plaie démontre la plus grande efficacité, suivie de près par les garrots, en particulier pour les plaies des extrémités. Les agents hémostatiques offrent une efficacité modérée, mais sont moins efficaces que la pression directe/le tamponnement ou les garrots. Bien que les bandages compressifs seuls puissent être utiles, ils sont généralement moins efficaces pour les saignements graves. Les méthodes improvisées comme l'élévation ou l'application de points de pression montrent la plus faible efficacité et doivent être utilisées en dernier recours ou en conjonction avec d'autres méthodes.

Conseils concrets

- Utilisez votre poids corporel pour appliquer une pression lors de l'hémostase en vous agenouillant sur vos mains.
- Criez à l'aide pour attirer d'autres secouristes et attirer l'attention sur la situation d'urgence.
- Improvisez un bandage compressif avec des vêtements si aucun matériel de bandage n'est disponible.
- Utilisez la ceinture de la victime comme un garrot si aucun matériel médical n'est à disposition.
- Couvrez le patient avec une couverture de survie ou une veste pour le protéger de l'hypothermie.
- Parlez calmement à la personne inconsciente, même si elle ne semble pas réagir.
- Vérifiez régulièrement la respiration et le pouls du patient en attendant les secours.
- Documentez toutes les mesures prises pour fournir des informations importantes aux équipes de secours.
- Respirez calmement et profondément pour garder l'esprit clair dans une situation de stress.
- Déléguez des tâches aux personnes présentes, comme passer l'appel d'urgence ou aller chercher du matériel.
- Retenez des points marquants sur le lieu de l'accident pour pouvoir donner des indications précises aux secours.
- N'hésitez pas à recontacter les services d'urgence si l'état du patient se détériore.
- Faites confiance à votre instinct - en cas d'urgence, agir rapidement est souvent plus important que de réfléchir longuement.

1. 2 Soins des plaies en milieu naturel

Les soins des blessures en milieu extérieur représentent un défi particulier. Des ressources limitées et un risque accru d'infection nécessitent des techniques adaptées pour le nettoyage, la désinfection, le bandage et l'immobilisation. L'improvisation avec les matériaux disponibles est souvent cruciale pour éviter les complications et favoriser la guérison. De l'efficacité du nettoyage des blessures avec des moyens improvisés à la construction d'attelles à partir de matériaux naturels – cette section transmet des connaissances essentielles pour le traitement des blessures dans des conditions difficiles. Apprenez comment traiter efficacement les blessures en milieu extérieur avec des méthodes simples, afin de combler le temps jusqu'à une prise en charge professionnelle.

Sur le terrain, les soins des blessures sont une combinaison de nettoyage, de désinfection et de changement de bandage. La propreté est primordiale pour éviter les infections, même si seuls des moyens improvisés sont disponibles.

Nettoyage et désinfection

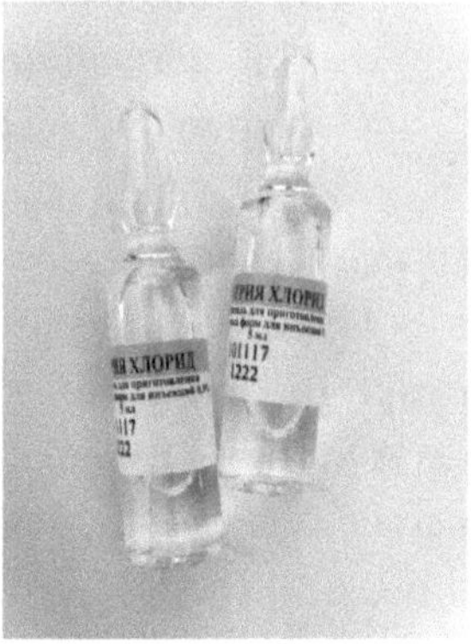

Solution saline [i10]

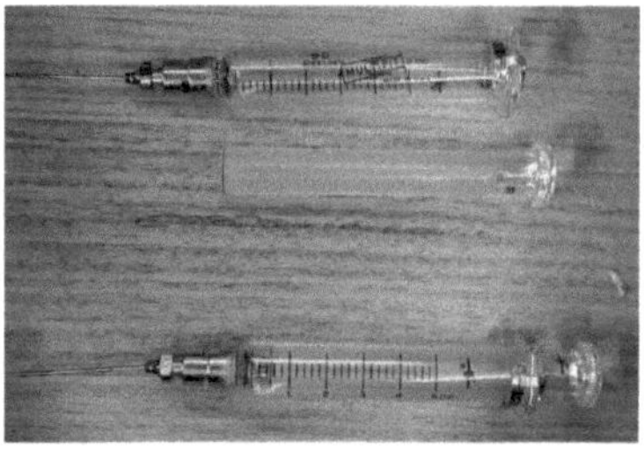

seringue [i11]

Des blessures propres guérissent mieux et le risque d'infection diminue. En milieu naturel, le nettoyage des blessures est particulièrement important, car les infections peuvent rapidement devenir dangereuses en raison de ressources limitées. Tout d'abord, on rince la plaie soigneusement avec de l'eau propre. Idéalement, on utilise une solution saline stérile, mais de l'eau claire provenant d'une source non contaminée est acceptable. [s14] Il est important d'avoir une pression d'eau suffisante pour éliminer la saleté et les corps étrangers. Une seringue sans aiguille peut être utile ici. Le savon augmente l'effet nettoyant, mais doit être rincé complètement. Après le nettoyage, on désinfecte la plaie. L'éthanol à 70 % est un désinfectant efficace contre de nombreux agents pathogènes, comme le virus de la rage. [s14] Alternativement, le phénol ou la lumière UV peuvent être utilisés, si disponibles. [s14] Lors de l'utilisation de désinfectants, il faut faire preuve de prudence, car ils peuvent endommager les tissus environnants. La désinfection de la plaie ne remplace pas un nettoyage approfondi, mais le complète. L'équipement de protection individuelle, comme des gants, minimise le risque d'infection pour les secouristes. [s14] Après les soins de la plaie, les matériaux utilisés et les EPI doivent être désinfectés ou éliminés correctement pour éviter la propagation d'agents pathogènes. [s14] Ainsi, on se protège soi-même et l'environnement. Un bandage sale peut recontaminer la plaie. Par conséquent, le bandage doit être changé régulièrement et la plaie nettoyée et désinfectée à nouveau.

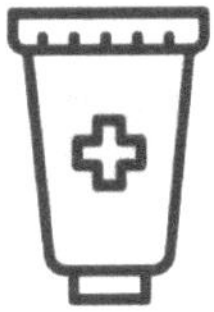

Efficacité des méthodes de désinfection

Comparaison de l'efficacité de la désinfection sur le terrain.

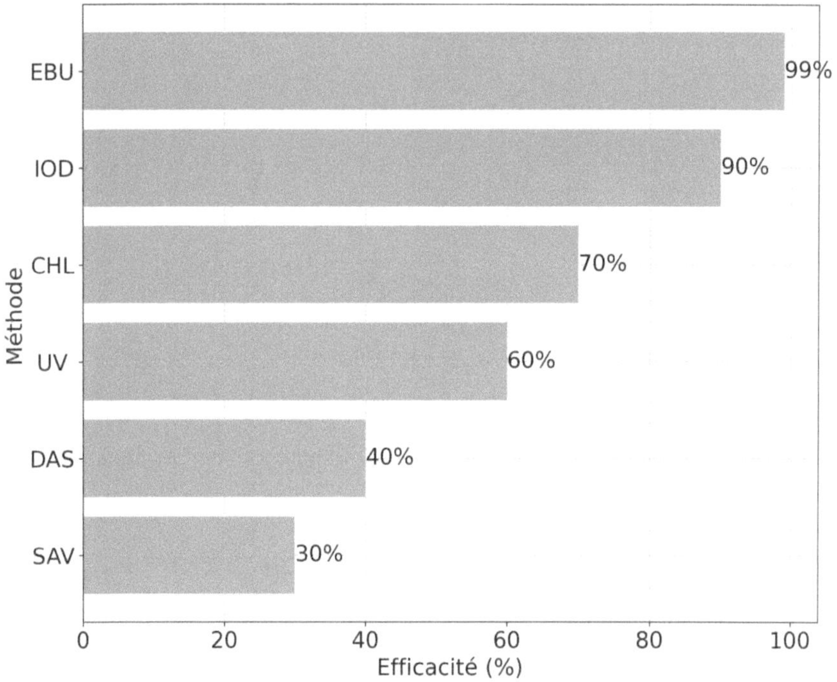

CHL: Chloration

EBU: Ébullition

SAV: Savon et eau

DAS: Désinfectant pour les mains

IOD: Iode

UV : Lumière UV

L'ébullition et l'iode atteignent une efficacité élevée, ce qui les rend appropriés aux situations critiques. La chloration et les UV offrent une efficacité modérée, suffisante pour les scénarios moins critiques. Le désinfectant pour les mains et le savon, bien que pratiques, sont moins efficaces et doivent être utilisés en dernier recours ou en conjonction avec d'autres méthodes.

Techniques de bandage avec des matériaux naturels

Après le nettoyage et la désinfection de la plaie, il convient de la couvrir avec un bandage. Celui-ci protège contre une nouvelle contamination, absorbe le sécrét de la plaie et favorise la guérison. En milieu naturel, des matériaux naturels peuvent servir de bandages improvisés. Des morceaux de tissu propres provenant de vêtements peuvent être utilisés comme compresses. Des feuilles plus larges de certaines plantes, comme le plantain lancéolé ou le tussilage, peuvent également être utilisées, à condition qu'elles aient été soigneusement nettoyées au préalable. Celles-ci possèdent également des propriétés anti-inflammatoires. Pour fixer le bandage, on peut utiliser de longues et fines bandes d'écorce, des herbes ou des morceaux de tissu. Tout comme une bande de gaze, celles-ci sont enroulées autour de la plaie et nouées. Un maintien ferme est important pour éviter tout glissement, mais le bandage ne doit pas être trop serré afin de ne pas entraver la circulation sanguine. Une couverture de survie peut, en raison de sa grande résistance à la traction, servir de stabilisation supplémentaire ou comme écharpe pour le bras. Par exemple, elle peut immobiliser un poignet fracturé. Pour les blessures plus importantes aux extrémités, la couverture de survie peut également être utile en étant appliquée comme un bandage en huit. Il est important de vérifier régulièrement le bandage improvisé et de le changer si nécessaire, surtout s'il est mouillé ou sale. Un bandage propre est essentiel pour une guérison sans entrave de la plaie et minimise le risque d'infection. Bundeswehr. (2014). *Guide de survie pour les soldats : Survivre en cas d'urgence*. Los Angeles County Fire Department. *Services médicaux d'urgence*

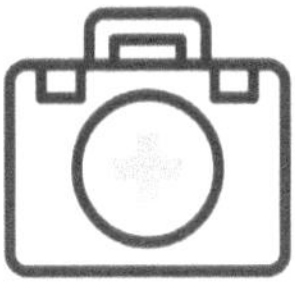

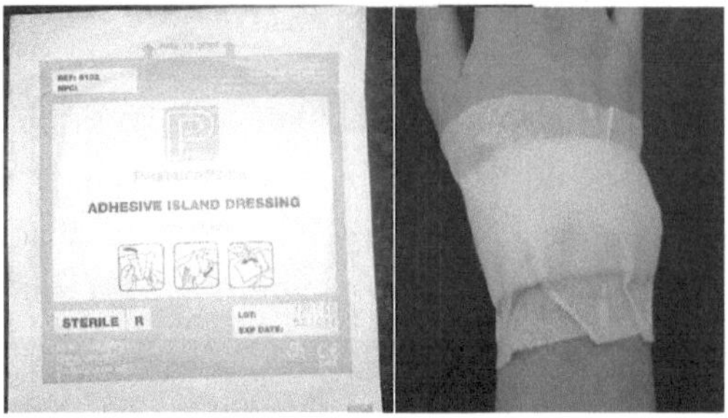

Pansement [i12]

Bon à savoir

Bandage en huit

Une technique de bandage où le bandage est enroulé en forme de huit autour de l'articulation blessée pour la stabiliser et la soutenir. Cette technique peut être appliquée en cas d'entorses, de foulures ou de fractures.

Contamination

L'intrusion de germes, de saleté ou d'autres substances indésirables dans une plaie, ce qui peut entraîner des infections. En milieu naturel, le risque de contamination par la terre, les débris végétaux ou les insectes est particulièrement élevé.

Soins des plaies avec des matériaux naturels

Efficacité des matériaux naturels pour les soins des plaies en fonction de l'absorption et des propriétés antimicrobiennes.

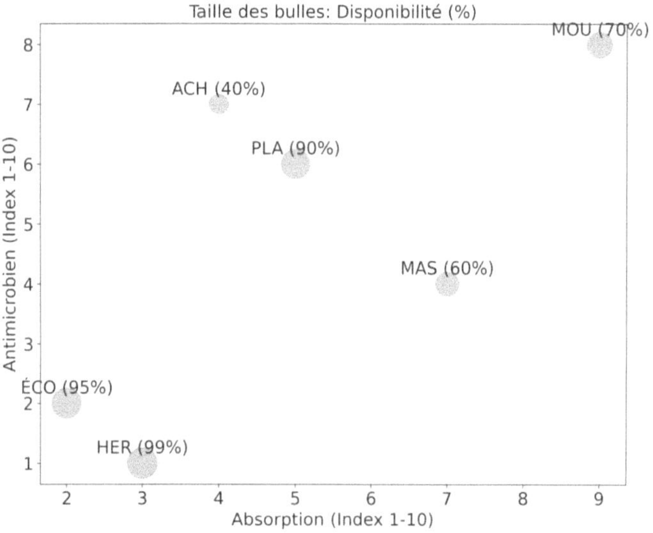

Blasengröße: Disponibilité (%)

ACH: Achillée millefeuille	ÉCO: Écorce
HER: Herbe	MAS: Massette
MOU: Mousse de sphaigne	PLA: Plantain

Les matériaux comme la mousse de sphaigne présentent une absorption et une action antimicrobienne élevées, ce qui les rend idéaux pour le rembourrage des plaies. Bien que le plantain ait des propriétés antimicrobiennes modérées, sa faible absorption peut limiter son utilisation pour les plaies fortement hémorragiques. Les matériaux comme l'écorce ou l'herbe, avec une faible absorption et une action antimicrobienne minimale, sont moins adaptés aux soins directs des plaies mais peuvent être utiles pour le rembourrage ou les attelles.

Attelles et immobilisation

Les attelles et l'immobilisation servent à stabiliser les parties du corps blessées, en particulier en cas de fractures, entorses ou luxations. La restriction des mouvements soulage la douleur, prévient d'autres dommages aux tissus et facilite le transport. Dans la nature, il n'y a souvent pas d'attelles professionnelles disponibles. Cependant, des attelles improvisées peuvent être fabriquées à partir de branches, de bâtons, d'écorce ou de vêtements roulés. Il est important que l'attelle soit suffisamment longue pour fixer les articulations au-dessus et en dessous de la blessure. Par exemple, en cas de fracture du tibia, l'attelle doit s'étendre du genou jusqu'au-delà du pied. Le rembourrage de l'attelle avec un matériau doux, comme de la mousse, des feuilles ou des vêtements, prévient les points de pression et augmente le confort de port. La fixation se fait avec des foulards triangulaires, des ceintures, des lacets ou même des fibres végétales résistantes. Le bandage doit être bien ajusté sans entraver la circulation sanguine. Un contrôle régulier de la circulation sanguine au niveau des doigts ou des orteils en dessous de la blessure est essentiel. Des décolorations pâles, une sensation de froid ou des engourdissements indiquent une compression excessive. Dans de tels cas, le bandage doit être desserré. En cas de fractures ouvertes, où l'os perce la peau, la

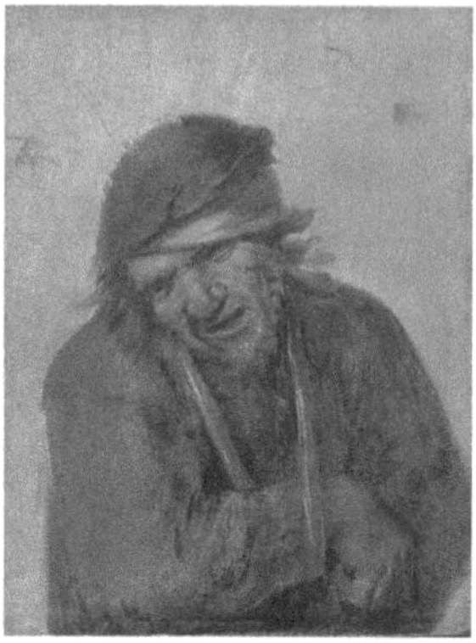

écharpe [i13]

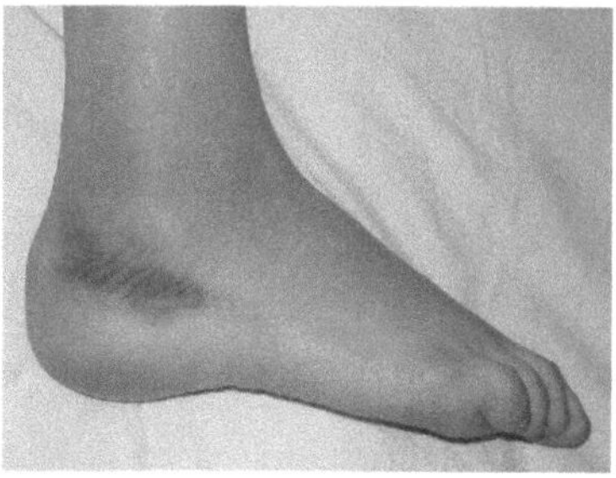

entorse [i14]

plaie doit être soigneusement nettoyée et désinfectée avant de poser l'attelle pour éviter les infections. Un bandage provisoire en matériau stérile ou en tissus propres protège contre toute contamination supplémentaire. Il est également important de veiller à ce que le bandage ne soit pas trop serré. Une écharpe peut également être improvisée en pliant un foulard triangulaire ou une grande bande de tissu de manière à ce que le bras blessé repose dessus et que le poids soit réparti uniformément. Le coude doit être plié à environ un angle droit. L'extrémité libre du tissu est passée autour du cou et nouée à l'autre extrémité. De plus, le bras peut être fixé au corps pour minimiser d'autres mouvements. L'immobilisation des blessures à la tête et à la colonne vertébrale est particulièrement difficile en milieu naturel et nécessite une extrême prudence. Tout mouvement peut entraîner des dommages irréversibles. En cas de suspicion d'une telle blessure, la personne blessée doit être déplacée le moins possible. La stabilisation de la tête et du cou doit idéalement être effectuée par une deuxième personne jusqu'à l'arrivée des secours professionnels. Une position latérale stable peut être nécessaire en cas d'inconscience pour maintenir les voies respiratoires dégagées. Là encore, il est important de déplacer la tête et la colonne vertébrale le moins possible. En général, les attelles et immobilisations improvisées en milieu naturel servent de premiers secours et ne remplacent pas un traitement médical professionnel. Dès que possible, un médecin ou un secouriste doit être consulté pour traiter la blessure de manière appropriée.

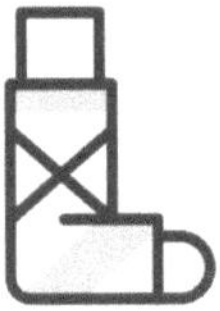

Bon à savoir

Blessures de la colonne vertébrale

Blessures graves de la colonne vertébrale pouvant entraîner des paralysies. En milieu naturel, une extrême prudence est requise pour éviter d'autres dommages. La stabilisation de la tête et du cou est essentielle.

Entorses

Blessures des ligaments causées par un étirement ou une déchirure. En milieu naturel, elles peuvent être traitées par des attelles et une immobilisation pour soulager la douleur et favoriser la guérison.

Foulard triangulaire

Tissu polyvalent en forme de triangle, utilisé pour le traitement des plaies, la fixation des attelles ou comme écharpe. En milieu naturel, c'est un outil indispensable.

Fractures ouvertes

Fractures où la peau est percée par l'os, entraînant un risque élevé d'infection. En milieu naturel, un nettoyage et une désinfection soigneux de la plaie sont essentiels.

Comparaison de la stabilité des attelles

Stabilité relative des techniques d'attelles courantes

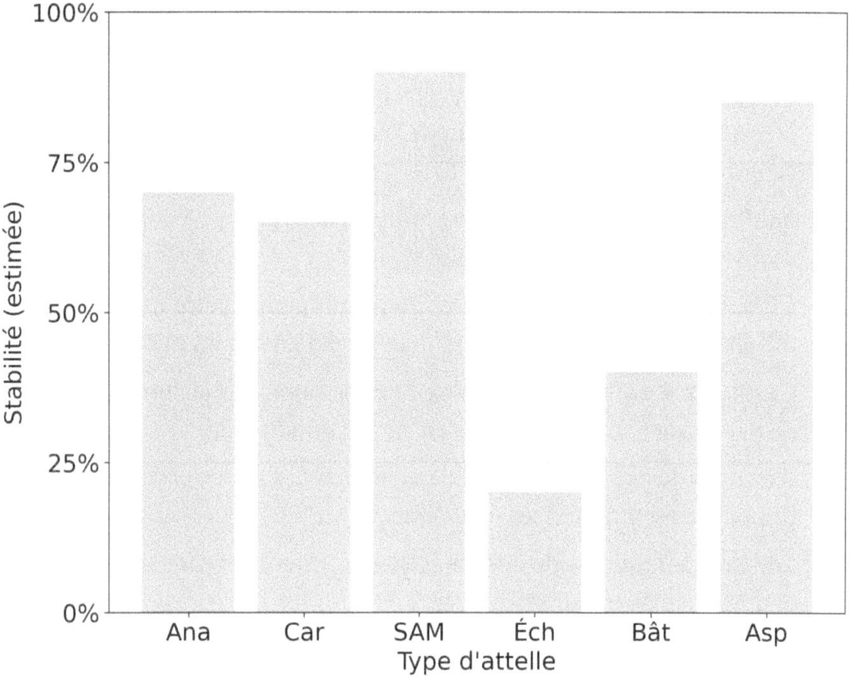

Ana: Attelle anatomique

Asp: Attelle à dépression

Bât: Bâtons et tissu

Car: Attelle en carton

Éch: Écharpe

SAM: Attelle SAM

Les attelles improvisées utilisant des matériaux naturels offrent généralement moins de stabilité que les attelles commerciales. Les attelles SAM offrent une grande stabilité pour divers types de blessures grâce à leur malléabilité et leur rigidité. Bien que les attelles anatomiques soient facilement disponibles, leur stabilité dépend fortement d'une application correcte et de la blessure spécifique. Les écharpes, bien qu'utiles pour l'immobilisation des bras, offrent le moins de stabilité pour les fractures. Le choix de l'attelle doit tenir compte des ressources disponibles, de la gravité de la blessure et de l'environnement.

Conseils concrets

- Utilisez le jus de feuilles de plantain mâchées directement sur les petites blessures saignantes pour favoriser la coagulation du sang.
- Chauffez de l'eau avec un briquet et une tasse en métal pour improviser une solution de rinçage stérile pour les blessures.
- Fixez de petites branches avec des bandes de tissu à côté d'une blessure comme espaceur, afin de réaliser un bandage compressif qui ne colle pas à la plaie.
- Fabriquez un drainage de plaie temporaire à partir d'écorce et de mousse pour évacuer le sécrétat de la plaie.
- Cherchez des fourmilières : l'acide formique peut être utilisé pour désinfecter les blessures - appliquez-le délicatement avec une feuille.
- Garnissez les attelles de mousse humide pour obtenir un effet rafraîchissant supplémentaire en cas de gonflement.
- Déchirez des bandes de tissu dans le sens des fibres pour fabriquer des bandages improvisés et stables.
- Utilisez de la résine de conifères pour fermer les bords des blessures et créer une fermeture naturelle.
- Pour les blessures plus importantes, appliquez une couche de miel sur le pansement avant de le bander - le miel a des propriétés antibactériennes.
- Surveillez le sécrétat de la plaie pour détecter des changements (couleur, odeur) - cela peut indiquer une infection.
- Marquez le chemin vers la personne blessée si le lieu de l'accident est difficile d'accès.

1. 3 Traitement de la douleur sans médicaments

Traiter la douleur efficacement sans avoir à recourir à des médicaments – cela est souvent vital en situations de survie et en temps de crise. Cette section aborde les méthodes non pharmacologiques de soulagement de la douleur, des applications de froid et de chaleur aux techniques de points de pression, en passant par les méthodes de guérison traditionnelles. La connaissance de ces procédures peut être décisive lorsque l'accès aux soins médicaux est limité. Découvrez ici des stratégies efficaces pour gérer la douleur en situations d'urgence.

La combinaison de différentes traitements non pharmacologiques de la douleur, tels que le froid/la chaleur, l'acupression et les techniques de relaxation, peut renforcer leur efficacité et réduire le besoin de médicaments, en particulier dans des situations de survie.

Méthodes naturopathiques

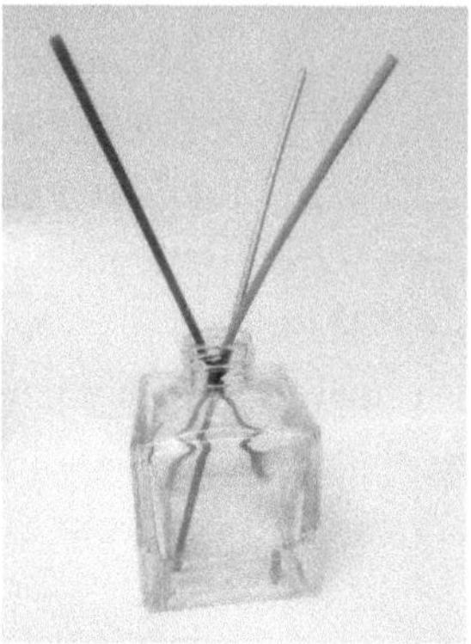

Aromathérapie [i15]

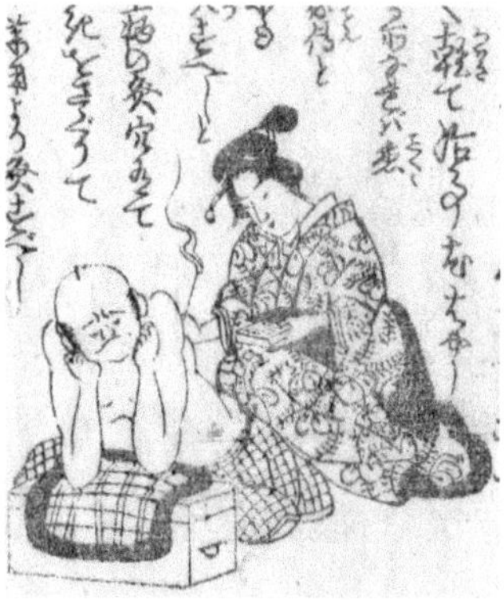

Moxibustion [i16]

Les méthodes naturopathiques offrent de nombreuses possibilités dans le cadre du traitement de la douleur sans médicaments. En particulier dans le cadre des soins palliatifs, où la qualité de vie est primordiale, elles peuvent apporter un soutien précieux. Bien que la recherche sur les traitements de la douleur non pharmacologiques en fin de vie soit encore à développer, des effets positifs se manifestent par diverses approches [s15]. Le massage peut soulager les tensions musculaires et ainsi atténuer la douleur. L'aromathérapie avec des senteurs apaisantes comme la lavande peut aider à réduire l'anxiété et le stress, qui aggravent souvent les états douloureux. La musicothérapie offre la possibilité de trouver de la détente à travers des sons et des rythmes, influençant ainsi la perception de la douleur. La création d'un environnement agréable joue également un rôle important : une pièce calme et privée peut aider les patients aux urgences à se détendre et à mieux gérer la douleur [s15]. Au-delà des approches occidentales, d'autres méthodes de guérison traditionnelles existent, qui peuvent être utilisées en combinaison ou en complément des procédures de médecine conventionnelle. L'acupuncture, où de fines aiguilles sont placées à des points spécifiques du corps, vise à harmoniser le flux d'énergie et à soulager la douleur [s16]. La phytothérapie utilise les principes actifs des plantes pour traiter divers maux, y compris la douleur. La ventouse, une forme de thérapie traditionnelle où des ventouses sont placées sur la peau pour créer un vide, est censée favoriser la circulation sanguine et soulager la douleur. Le coining et la moxibustion sont d'autres méthodes asiatiques traditionnelles qui peuvent être utilisées pour soulager la douleur. Le coining consiste à frotter la peau avec un objet arrondi, tandis qu'avec la moxibustion, certains points du corps sont chauffés avec de l'armoise [s16]. Il est important de prendre en compte les besoins individuels et les contextes culturels des patients. Les différences culturelles peuvent influencer la perception et l'évaluation de la douleur [s16]. Un patient souffrant de migraine, qui croit aux méthodes de guérison traditionnelles comme l'acupuncture, pourrait préférer celles-ci en complément ou à la place des médicaments contre la douleur. L'implication des patients et de leurs proches dans les décisions thérapeutiques est donc essentielle. Une communication ouverte entre le patient, les proches et le personnel médical permet de développer ensemble un plan de traitement qui répond aux besoins individuels et aux préférences culturelles [s16]. La formation du personnel médical en gestion de la douleur et en sensibilité culturelle améliore les soins aux patients. Les remèdes traditionnels devraient être autorisés et intégrés, tant qu'ils ne nuisent pas au patient [s16].

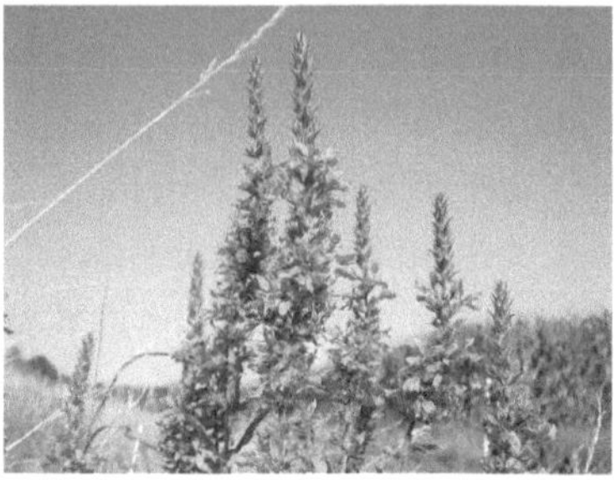

Herboristerie [i17]

Bon à savoir

Aromathérapie

L'utilisation d'huiles essentielles provenant de plantes peut contribuer à la réduction de la douleur et à la détente dans des situations de survie, mais nécessite une prudence lors de l'application et de l'identification des plantes appropriées.

Traitement de la douleur non pharmacologique

Désigne les traitements de la douleur qui ne nécessitent pas l'utilisation de médicaments, ce qui est particulièrement pertinent dans des situations de survie où l'accès aux médicaments peut être limité.

Phytothérapie

L'utilisation de plantes pour traiter des maladies et des blessures. Dans des scénarios de survie, une connaissance précise des plantes est essentielle pour éviter les intoxications.

Soins palliatifs

Dans le contexte de la médecine de survie, les soins palliatifs se concentrent sur le soulagement de la douleur et l'amélioration de la qualité de vie lorsque la guérison n'est plus possible, par exemple en cas de blessures graves ou de maladies dans un environnement isolé.

Utilisation des méthodes naturelles de soulagement de la douleur

Fréquence d'utilisation des méthodes naturelles de soulagement de la douleur en situation de survie.

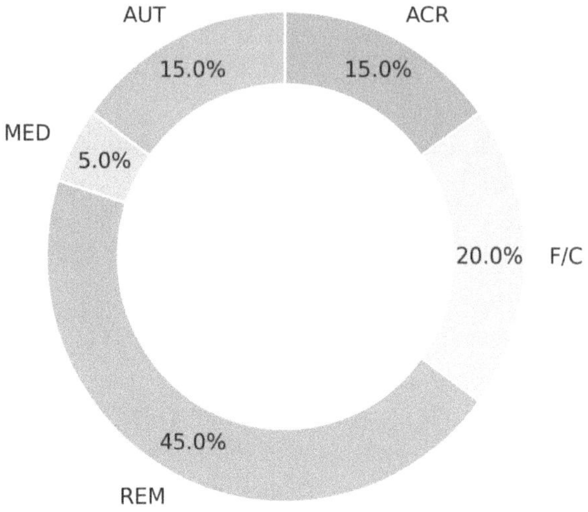

ACR: Acupression

AUT: Autres méthodes (ex: Repos, Immobilisation)

F/C: Thérapie par le froid/chaud

MED: Méditation/Pleine conscience

REM: Remèdes à base de plantes

Ce graphique révèle que les remèdes à base de plantes sont la méthode de soulagement de la douleur naturelle la plus couramment utilisée dans les scénarios de survie, probablement en raison de leur disponibilité relative et de leur facilité d'application. Bien que des techniques comme l'acupression et la thérapie par le froid/chaud offrent des avantages potentiels, leur utilisation moins fréquente pourrait suggérer des difficultés d'application en raison des limitations des ressources ou de l'expertise requise. La faible utilisation de la méditation/pleine conscience souligne la difficulté d'employer de telles techniques dans des situations de survie stressantes. Ces résultats mettent en évidence les considérations pratiques qui influencent les choix de gestion de la douleur dans les environnements austères.

Applications de froid et de chaleur

Les applications de froid et de chaleur offrent des moyens efficaces de traitement de la douleur non médicamenteux en médecine d'urgence. Compresses froides ou glace réduisent les gonflements, soulagent les crampes musculaires et atténuent la douleur en cas de blessures aiguës telles que les entorses ou les contusions [s17]. La chaleur, sous forme de compresses chaudes ou de bains chauds, peut en revanche avoir un effet bénéfique sur les douleurs chroniques, comme les douleurs dorsales ou les tensions musculaires, et favoriser la circulation sanguine [s18]. Le choix entre le froid et la chaleur dépend du type de douleur et de sa durée. Ainsi, pour une entorse de la cheville immédiatement après le traumatisme, le froid peut aider à minimiser les gonflements, tandis qu'après quelques jours, la chaleur soutient la guérison. Le positionnement correct des membres blessés, par exemple par l'immobilisation avec une attelle, peut également réduire la douleur et prévenir d'autres dommages [s17]. Les applications de froid et de chaleur devraient être envisagées en médecine d'urgence comme des mesures rapidement disponibles pour soulager la douleur, idéalement avant l'utilisation de médicaments [s17]. L'intégration de ces méthodes non pharmacologiques dans la thérapie de la douleur peut influencer positivement le succès du traitement et réduire le besoin de médicaments [s18].

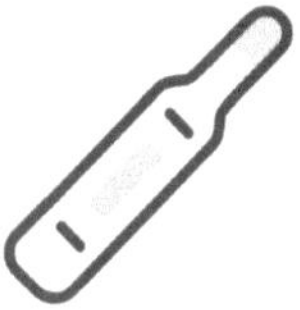

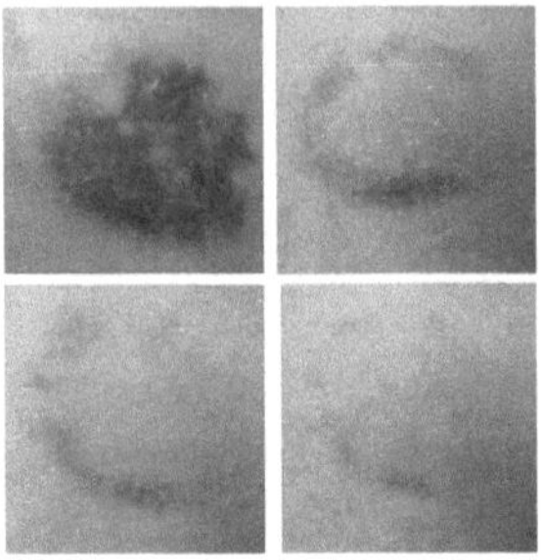

contusion [i18]

Bon à savoir

Attelle

Une attelle peut être improvisée dans une situation de survie à partir de branches, de bâtons et de bandes de tissu pour immobiliser un membre blessé et soulager la douleur. Cela prévient d'autres blessures et favorise la guérison.

Compresses chaudes

Des compresses chaudes improvisées peuvent être fabriquées à partir de pierres ou de sable chauffés, enveloppés dans un tissu. Elles peuvent soulager les tensions musculaires ou l'hypothermie.

Compresses froides

Dans des situations de survie, des compresses froides peuvent être improvisées en congelant de l'eau propre dans un sac ou une bouteille, ou en enveloppant des pierres froides/neige dans un tissu. Elles servent à soulager la douleur et à réduire le gonflement en cas de contusions, d'entorses ou de piqûres d'insectes.

Réduction de la douleur vs. Température

Effet de la température sur les niveaux de douleur perçus.

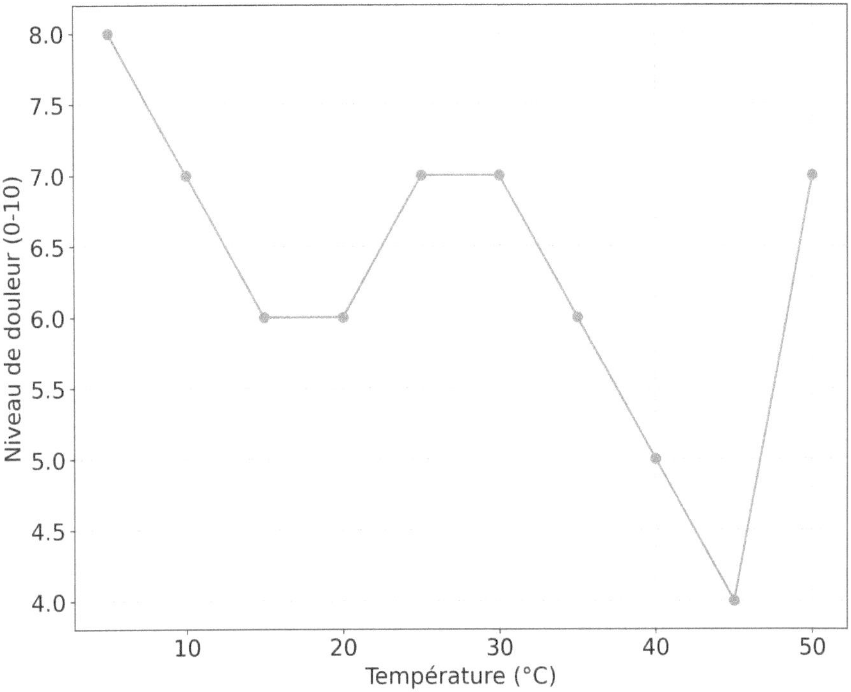

Ce graphique illustre la relation générale entre l'application de la température et le soulagement de la douleur. L'application de froid est plus efficace pour les blessures aiguës, réduisant l'inflammation et engourdissant la zone. L'application de chaleur est généralement meilleure pour les douleurs et les raideurs musculaires, favorisant la circulation sanguine et la relaxation. La température optimale et la durée d'application varient en fonction de la blessure spécifique et de l'individu.

Techniques de points de pression

Les techniques de points de pression, également appelées acupression, offrent une autre possibilité d'influencer la douleur sans médicaments. Elles reposent sur le principe de moduler la perception de la douleur et d'activer les mécanismes de soulagement naturels du corps en exerçant une pression sur des points spécifiques du corps, appelés points d'acupression. Ces points se situent souvent le long des méridiens, les voies énergétiques de la médecine traditionnelle chinoise. En stimulant ces points, on vise à harmoniser le flux d'énergie et à libérer les blocages, ce qui peut conduire à un soulagement de la douleur. L'acupression peut être appliquée à une variété de types de douleur, y compris les maux de tête, les douleurs menstruelles et les nausées. Un point couramment utilisé pour les maux de tête se trouve dans le tissu mou entre le pouce et l'index. Une pression douce mais ferme sur ce point pendant quelques minutes peut apporter un soulagement. Contrairement à l'akupunktur, qui utilise des aiguilles, l'acupression ne nécessite pas d'instruments invasifs et peut donc être facilement pratiquée soi-même. Il existe différentes techniques d'acupression, allant du maintien léger à une pression profonde et circulaire. La durée de l'application varie en fonction des symptômes et de la réaction individuelle. Bien que l'acupression soit généralement considérée comme sûre, il convient d'être prudent en cas de certaines conditions, telles que la grossesse ou des blessures cutanées au niveau des points d'acupression. Dans de tels cas, il est conseillé de consulter un médecin ou un thérapeute formé à l'acupression avant de procéder. La localisation correcte et la stimulation des points d'acupression sont essentielles à l'efficacité de la méthode. Il est donc recommandé de se faire guider par un thérapeute expérimenté ou d'utiliser des instructions détaillées dans des ouvrages spécialisés ou des ressources en ligne qualifiées. L'acupression peut constituer un complément précieux à d'autres traitements de la douleur non pharmacologiques et offre un moyen de contribuer activement à son propre soulagement. Une pression ferme, oscillant entre pulsation et permanence, sur les tempes peut soulager les maux de tête de tension. L'intégration de l'acupression dans la routine quotidienne, par exemple par la pression régulière sur certains points, peut aider à traiter la douleur de manière préventive et à améliorer le bien-être général. La combinaison de l'acupression avec d'autres méthodes telles que des techniques de respiration ou des exercices de relaxation peut renforcer l'effet analgésique. Un patient respirant calmement, se concentrant sur les points de pression, peut également influencer la perception de la douleur. Comme pour d'autres thérapies complémentaires, il est important de ne pas considérer l'acupression comme une méthode de traitement unique pour des maladies graves. Cependant, elle peut constituer un complément efficace aux soins médicaux conventionnels et contribuer à améliorer la qualité de vie des patients souffrant de douleurs chroniques ou aiguës. Il est conseillé de discuter de l'application de l'acupression avec un médecin ou un thérapeute afin d'exclure d'éventuelles contre-indications et de développer la meilleure stratégie de traitement possible. L'auto-traitement par acupression peut être un bon complément à d'autres méthodes, mais il ne remplace pas la consultation d'un médecin, en particulier en cas de douleurs persistantes ou intenses.

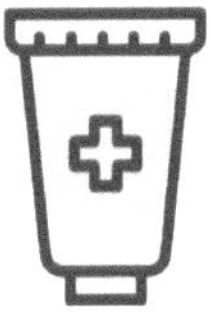

Bon à savoir

Acupression

L'acupression peut être utilisée dans des situations de survie pour soulager la douleur lorsque aucun médicament n'est disponible. En exerçant une pression sur des points spécifiques, la douleur peut être atténuée et les capacités d'auto-guérison activées. Particulièrement utile en cas de contusions, d'entorses ou de maux de tête.

Efficacité des points de pression

Efficacité et réduction de la douleur de divers points de pression.

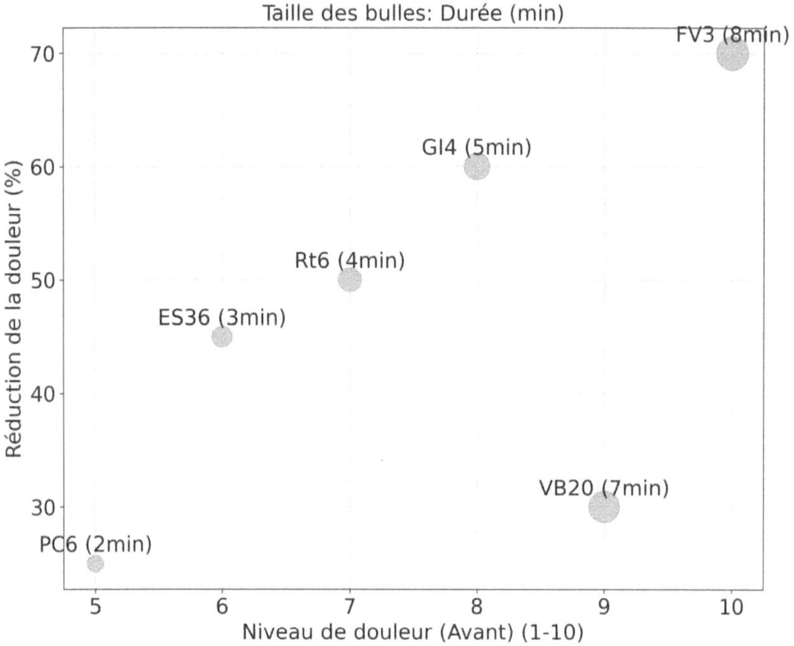

Blasengröße: Durée (min)

ES36: Estomac 36

GI4: Gros intestin 4

Rt6: Rate 6

FV3: Foie 3

PC6: Péricarde 6

VB20: Vésicule biliaire 20

Le graphique révèle une corrélation potentielle entre l'emplacement des points de pression et l'efficacité de la réduction de la douleur. Des points comme GI4 et ES36 montrent une grande efficacité et une réduction significative de la douleur, suggérant leur utilité dans la gestion de la douleur aiguë. À l'inverse, des points comme VB20 et Rt6, bien qu'offrant une réduction modérée de la douleur, pourraient être moins efficaces pour les douleurs sévères. La taille des bulles indique la durée d'application de la pression nécessaire pour un effet optimal, les bulles plus grosses nécessitant une application plus longue.

Conseils concrets

- Dirigez l'attention du patient vers une autre partie du corps pour réduire le stimulus douloureux.
- Invitez le patient à participer activement à la réduction de la douleur, par exemple en frottant doucement la zone douloureuse.
- Respirez profondément et régulièrement avec le patient pour le calmer et influencer la perception de la douleur.
- Utilisez des touchers ciblés, par exemple en caressant doucement le bras, pour transmettre un sentiment de sécurité et détourner l'attention de la douleur.
- Racontez au patient une histoire ou parlez d'un sujet qui l'intéresse pour le détacher mentalement de la douleur.
- Déplacez lentement et prudemment le membre affecté du patient dans la limite de la douleur pour favoriser la circulation sanguine.
- Laissez le patient changer de position de manière autonome pour trouver une posture agréable et soulageante.
- Refroidissez ponctuellement avec de l'eau froide d'une bouteille, si aucune poche de glace n'est disponible.
- Réchauffez vos mains et posez-les doucement sur la zone douloureuse pour transmettre de la chaleur et apaiser le patient.
- Visualisez ensemble avec le patient un lieu ou une situation qui lui procure des sentiments positifs pour le détourner de la douleur.
- Encouragez le patient à se concentrer sur sa respiration et à symboliquement relâcher la douleur en expirant.

Révision - 1. Secourisme de base

La médecine d'urgence de base en situations de survie nécessite une action rapide, réfléchie et des connaissances solides. Que ce soit dans la nature ou en situation de crise, votre capacité à effectuer des mesures salvatrices peut faire la différence entre la vie et la mort. Commençons par l'inconscience : vérifiez la respiration et le pouls. Si la personne respire, placez-la en position latérale de sécurité – veillez à la position correcte pour dégager les voies respiratoires. Évitez cela en cas de suspicion de blessure à la colonne vertébrale ou d'arrêt cardiaque. Ici, la réanimation cardio-pulmonaire (RCP) est cruciale. Pratiquez régulièrement le massage cardiaque et, si vous vous sentez à l'aise, la ventilation. Rappelez-vous : chaque minute compte. Agir rapidement et utiliser un défibrillateur automatisé externe (DAE), si disponible, maximise les chances de survie.

Les hémorragies importantes nécessitent une pression immédiate sur la plaie. Un bandage compressif aide à maintenir cette pression. En cas de saignement aux extrémités, un garrot peut être salvateur – placez-le au-dessus de la plaie et notez l'heure d'application. Des agents hémostatiques peuvent être utilisés en complément, mais nécessitent des connaissances spécifiques. L'improvisation est souvent la clé dans les scénarios de survie. Réfléchissez au contenu d'un kit individuel de contrôle des saignements, adapté à vos besoins et à votre environnement, et entraînez-vous à son utilisation.

Les soins des blessures en milieu extérieur posent des défis particuliers. Nettoyez soigneusement les blessures, idéalement avec une solution saline stérile, à défaut avec de l'eau propre et éventuellement du savon. Désinfectez ensuite avec des moyens appropriés comme l'éthanol ou, si disponible, la lumière UV. Couvrez la plaie avec du matériel stérile ou improvisez avec des morceaux de tissu propres et des matériaux végétaux comme le plantain. Assurez-vous que le bandage est bien ajusté, mais pas trop serré, et changez-le régulièrement. En cas de fractures, entorses ou luxations, l'immobilisation avec des attelles improvisées est essentielle. Amortissez-les bien et fixez-les solidement sans compromettre la circulation sanguine. Vérifiez régulièrement la circulation en aval de la blessure.

La gestion de la douleur sans médicaments élargit vos possibilités en situations de survie. Les applications de froid soulagent les gonflements et les douleurs en cas de blessures aiguës, tandis que la chaleur est bénéfique pour les douleurs chroniques. Les techniques de points de pression comme l'acupression peuvent également contribuer à soulager la douleur. Apprenez les points essentiels et pratiquez leur stimulation. N'oubliez pas les possibilités de la médecine naturelle. Les plantes aux propriétés anti-inflammatoires peuvent être utilisées pour les soins des blessures et le soulagement de la douleur. Renseignez-vous cependant soigneusement sur leur utilisation et les risques potentiels.

La médecine d'urgence de base en situations de survie nécessite préparation, pratique et volonté de prendre des responsabilités en cas de besoin. Investissez dans votre formation, élargissez vos connaissances et pratiquez régulièrement les techniques essentielles. Ainsi, vous augmenterez votre compétence d'action et vos chances d'aider efficacement en situation de crise et de sauver des vies. Votre préparation peut faire la différence décisive !

2. Médecine sauvage et naturopathie

Que faire lorsque le prochain médecin est à des centaines de kilomètres et qu'aucune pharmacie n'est accessible ? La nature offre depuis des millénaires des remèdes et des traitements éprouvés, dont l'efficacité se vérifie encore aujourd'hui. Des premières sociétés humaines jusqu'à nos jours, les gens ont continuellement élargi et transmis leur connaissance des plantes médicinales et des thérapies naturelles. Ce savoir ancestral, combiné aux découvertes scientifiques modernes, constitue la base d'une auto-assistance efficace en situation d'urgence. Dans ce chapitre, vous découvrirez des pouvoirs de guérison cachés juste devant votre porte et apprendrez comment les utiliser en cas de besoin.

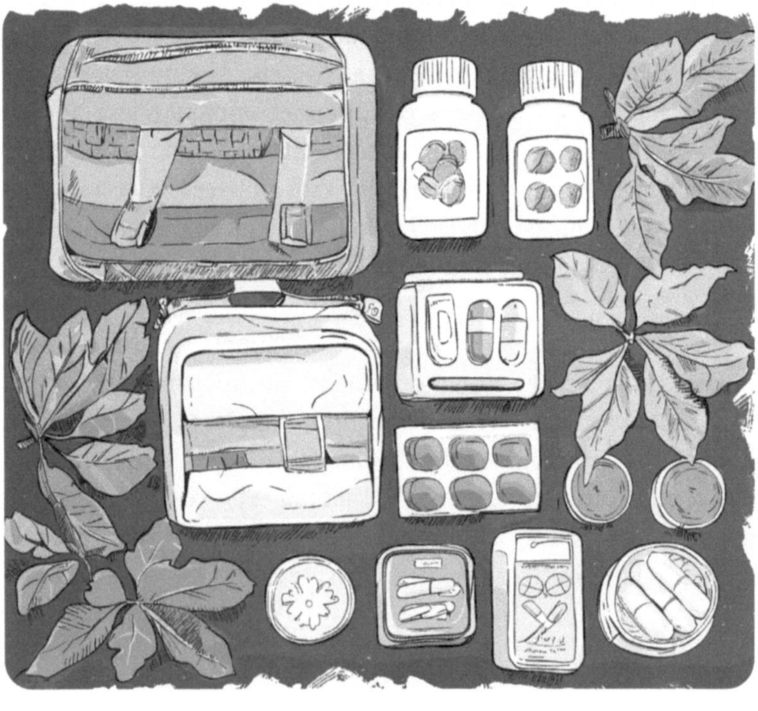

2. 1 Plantes médicinales et pharmacie naturelle

En période de crise, l'accès aux soins médicaux peut être limité. Les plantes médicinales offrent alors une alternative potentielle pour le traitement des blessures et des maladies. Cette section traite de l'utilisation des extraits de plantes pour la cicatrisation des plaies et le soulagement de la douleur, de l'écorce de saule au curcuma. L'application sécurisée et l'identification correcte des plantes sont essentielles, car les confusions ou les dosages incorrects peuvent avoir des conséquences graves. Les écorces, racines, herbes et feuilles contiennent des substances efficaces qui réduisent l'inflammation, soulagent la douleur et favorisent la guérison. Cependant, la médecine naturelle présente également des défis : la concentration des principes actifs varie selon la plante et l'environnement, et toutes les plantes ne sont pas également bien tolérées. Découvrez dans ce chapitre comment tirer parti de la puissance de la nature pour votre santé et quelles plantes sont indispensables en médecine sauvage.

Une connaissance approfondie des plantes est essentielle pour utiliser en toute sécurité le pouvoir de guérison de la nature et éviter les confusions avec des plantes toxiques.

Plantes cicatrisantes

La guérison des plaies par les extraits de plantes utilise les divers mécanismes d'action de la nature. Les plantes offrent une gamme de substances qui inhibent l'inflammation, soulagent la douleur et favorisent la régénération des tissus. L'écorce de saule, connue depuis longtemps pour ses propriétés analgésiques et antipyrétiques, contient Salicine, un précurseur de l'acide acétylsalicylique. Cela a un effet anti-inflammatoire et soulage la douleur [s19]. Le curcumin, le pigment jaune de la racine de curcuma, a également des propriétés anti-inflammatoires et favorise la guérison des plaies en modulant les médiateurs de l'inflammation [s19]. En plus de ces exemples connus, il existe d'autres plantes aux propriétés prometteuses. Un extrait de l'écorce d'une plante marine, riche en antioxydants, est utilisé avec succès pour la guérison des plaies et la réduction de l'inflammation [s19]. L'effet antioxydant protège les cellules des dommages causés par les radicaux libres et soutient ainsi la régénération. Le thé vert, riche en polyphénols, a également un effet anti-inflammatoire et peut soutenir la guérison des plaies [s19]. Les polyphénols dans le thé vert protègent le tissu cartilagineux et ont un effet antioxydant. Pour le traitement des plaies, des compresses avec du thé vert fortement infusé et refroidi sont

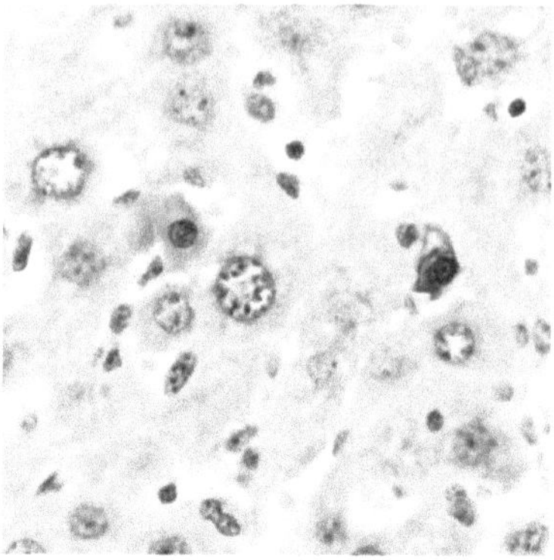

Apoptose [i19]

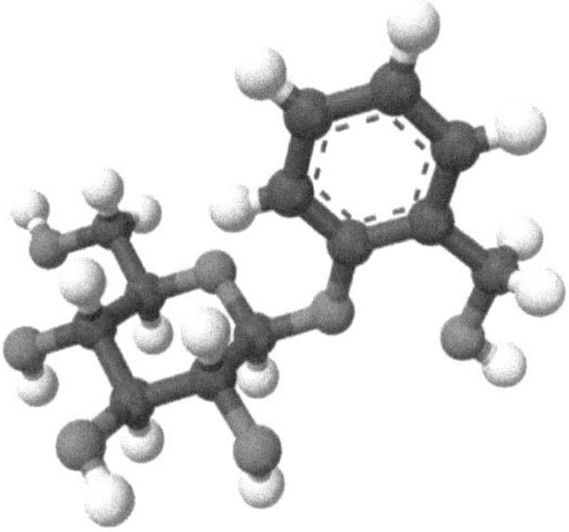

Salicine [i20]

recommandées. De plus, les adaptogènes, une classe de substances végétales qui régulent les réactions de stress du corps, peuvent avoir un effet positif sur la guérison des plaies [s20]. Le stress chronique inhibe les processus de guérison, tandis que les adaptogènes aident à réduire le niveau de stress et favorisent ainsi la guérison des plaies. De plus, les adaptogènes peuvent réguler l'apoptose, la mort cellulaire programmée, et réduire les réactions inflammatoires excessives, deux facteurs importants pour une guérison optimale des plaies [s20]. Les propriétés anti-inflammatoires des adaptogènes contribuent à minimiser le gonflement et la rougeur dans la zone de la plaie. L'utilisation traditionnelle des adaptogènes pour soutenir la santé et traiter les maladies souligne leur potentiel dans la guérison des plaies [s20]. La combinaison de propriétés anti-inflammatoires, antioxydantes et de réduction du stress fait des adaptogènes des candidats prometteurs pour le traitement naturel des plaies. Les effets positifs des adaptogènes sur le système immunitaire et la production d'hormones contribuent également à la guérison des plaies [s20]. Une alimentation équilibrée, un sommeil suffisant et une activité physique régulière, combinés à l'application d'extraits de plantes cicatrisantes, peuvent optimiser le processus de guérison.

Bon à savoir

Adaptogènes

Substances végétales qui aident le corps à s'adapter au stress et peuvent influencer positivement la guérison des plaies en régulant le niveau de cortisol et en renforçant le système immunitaire. Elles sont utiles dans des situations de survie pour augmenter la résilience physique et mentale.

Antioxydants

Substances qui protègent les cellules des dommages causés par les radicaux libres et favorisent ainsi la guérison des plaies. Elles se trouvent dans de nombreuses plantes et peuvent aider à prévenir les infections dans des scénarios de survie.

Curcumin

Le principe actif du curcuma, qui possède des propriétés anti-inflammatoires et antioxydantes et peut contribuer à la guérison des plaies et à soulager la douleur, particulièrement utile dans des situations avec un accès limité aux soins médicaux.

Polyphénols

Substances végétales antioxydantes qui ont un effet anti-inflammatoire et peuvent soutenir la guérison des plaies. On les trouve par exemple dans le thé vert et elles peuvent être utilisées en médecine d'urgence pour traiter les plaies.

Temps de cicatrisation avec plantes médicinales

Temps de cicatrisation estimé à l'aide de plantes médicinales courantes.

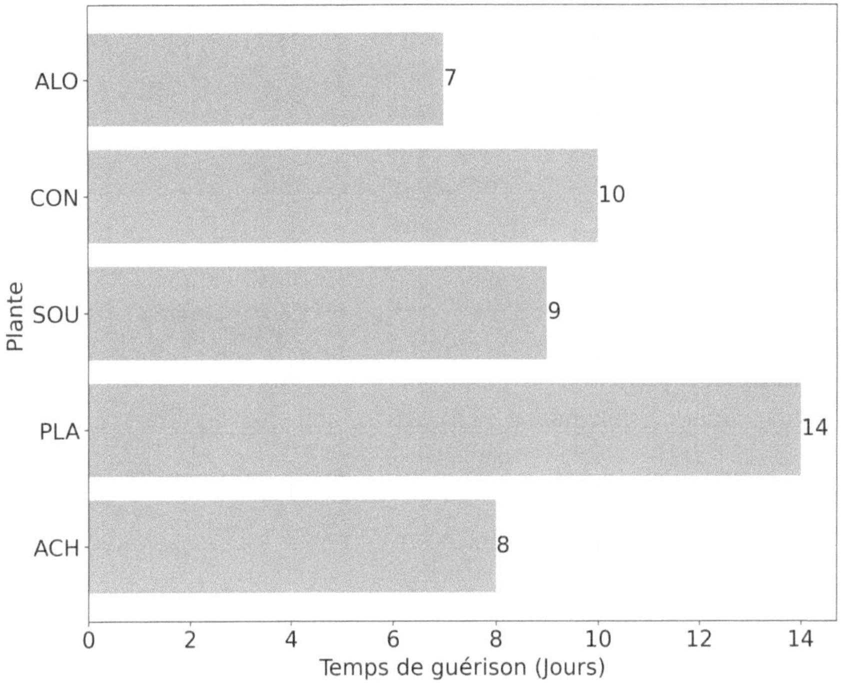

ACH: Achillée millefeuille

ALO: Aloé Vera

CON: Consoude

PLA: Plantain

SOU: Souci

Le graphique illustre les différents temps de cicatrisation en fonction de la plante utilisée. L'achillée millefeuille favorise une cicatrisation relativement rapide, tandis que la consoude, malgré sa réputation, présente une durée de cicatrisation plus longue. Le plantain offre un juste milieu. Ce visuel permet d'évaluer rapidement quelle plante pourrait être la plus efficace pour soigner rapidement les blessures en situation de survie.

Herbes analgésiques

Les herbes analgésiques offrent une alternative ou un complément naturel aux médicaments synthétiques. De nombreuses plantes contiennent des principes actifs qui agissent spécifiquement sur les récepteurs de la douleur et les processus inflammatoires. L'encens, traditionnellement utilisé dans la médecine ayurvédique, contient des acides boswelliques, qui ont prouvé leur efficacité pour réduire la douleur et la raideur, notamment en cas d'arthrose [s21] [s22]. Un autre représentant des analgésiques naturels est le clou de girofle. Son ingrédient actif, l'eugénol, a des propriétés analgésiques et est disponible sous forme de poudre ou de gélules [s21]. Pour une application externe, les huiles essentielles sont recommandées. L'huile de lavande, l'huile de romarin et l'huile de menthe poivrée sont souvent utilisées pour soulager la douleur et peuvent être appliquées pures ou diluées sur la peau, selon les symptômes [s21]. Le gingembre et l'herbe à fièvre, également riches en composants analgésiques, sont également utilisés sous forme d'huiles essentielles [s21]. Le resvératrol, un polyphénol présent dans les raisins et le vin rouge, est étudié pour ses propriétés anti-inflammatoires dans le traitement des douleurs articulaires [s22]. La griffe de chat (Uncaria tomentosa) a également des effets anti-inflammatoires en inhibant la production de médiateurs pro-inflammatoires [s22]. La capsaïcine, le composé piquant des

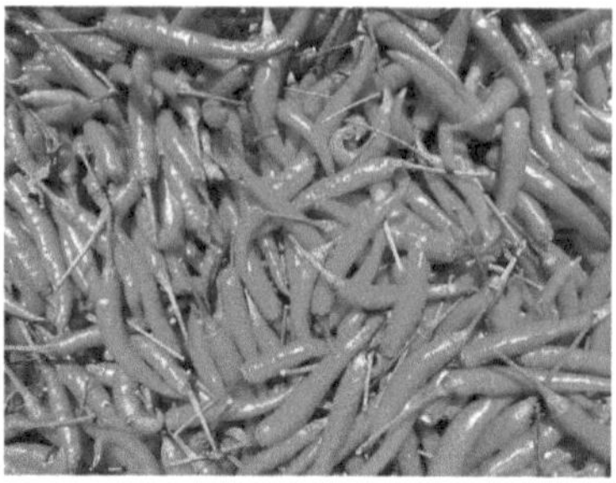

Piments [i21]

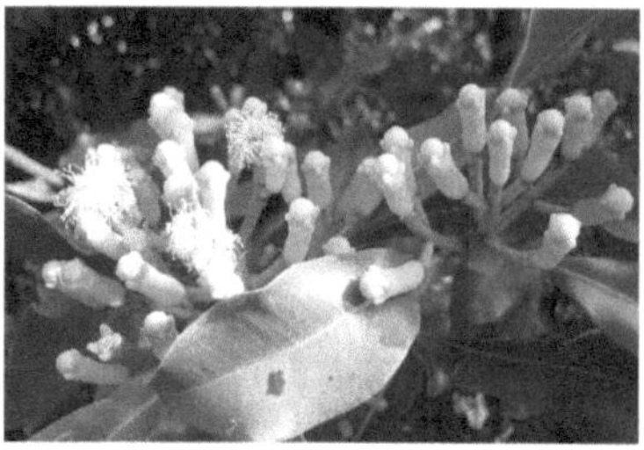

Clou de girofle [i22]

piments, est utilisée pour traiter les douleurs nerveuses et exerce son effet analgésique par la désensibilisation des récepteurs de la douleur [s22]. Un cataplasme à base de piments écrasés, mélangé à un peu d'huile, peut être appliqué directement sur la zone affectée. Cependant, il convient de noter que la capsaïcine peut provoquer des irritations sur une peau sensible.

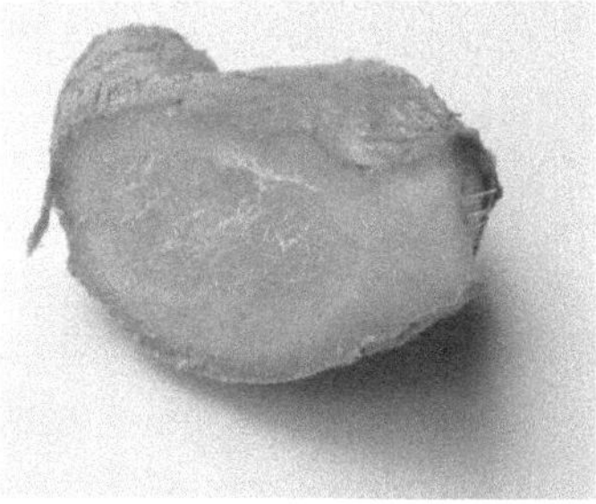

Gingembre [i23]

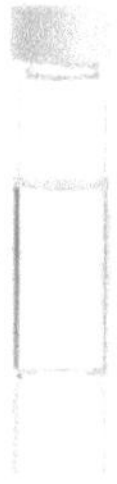

Huile essentielle de lavande [i24]

Bon à savoir

Désensibilisation

Réduction de la sensibilité à un stimulus, par exemple la douleur, par une exposition répétée ou prolongée.

Médecine ayurvédique

Système médical traditionnel indien basé sur l'équilibre du corps, de l'esprit et de l'âme, englobant les plantes médicinales, la nutrition et le mode de vie.

Potentiel analgésique des herbes courantes

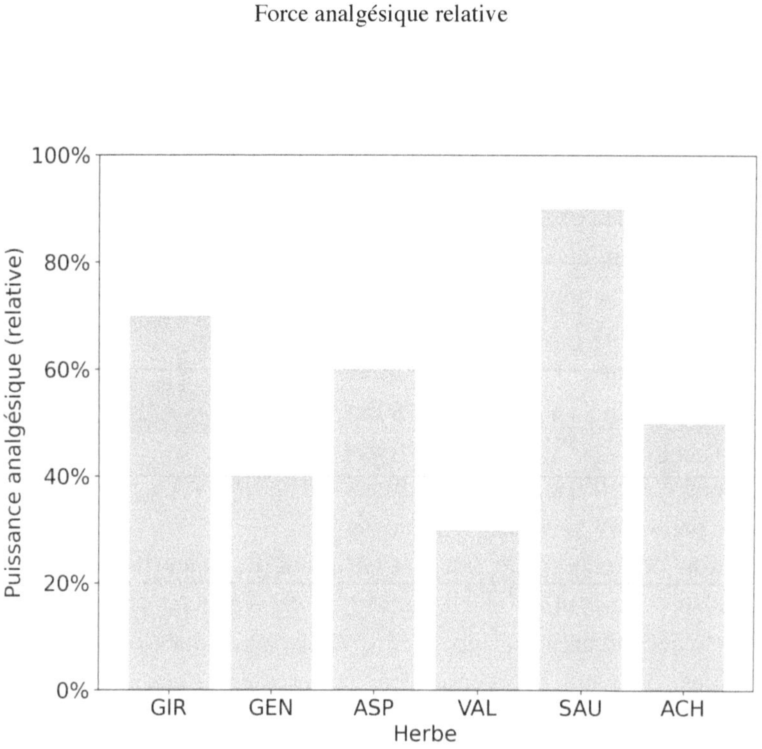

ACH: Achillée millefeuille

ASP: Reine-des-prés

GEN: Gingembre

GIR: Girofle

SAU: Écorce de saule

VAL: Racine de valériane

Bien que l'écorce de saule présente le potentiel analgésique le plus élevé, il est important de prendre en compte les effets secondaires potentiels et le dosage approprié. La reine-des-prés et l'achillée millefeuille offrent un soulagement plus doux, adapté à une douleur moins intense. Bien que moins puissante, la racine de valériane est reconnue pour ses propriétés calmantes, bénéfiques pour la gestion de la douleur. Les réponses individuelles aux remèdes à base de plantes peuvent varier. Une expérimentation prudente et des conseils professionnels sont recommandés.

Écorces et racines médicinales

Les écorces et racines de certaines plantes offrent un large éventail d'applications médicales, en particulier en médecine d'urgence. L'écorce de saule, comme mentionné précédemment, contient salicin, un analgésique naturel. En plus de son effet analgésique, l'écorce de saule peut également avoir un effet antimicrobien. [s23] Des études examinent son efficacité contre divers agents pathogènes. [s23] Lors de l'utilisation de l'écorce de saule – par exemple, sous forme de thé, de teinture ou de capsule – il est important de respecter la posologie, car des effets secondaires tels que des troubles gastriques ou des réactions allergiques peuvent survenir, en particulier chez les personnes allergiques à l'aspirine. [s23] Dans les régions où l'accès aux soins médicaux est limité, les plantes médicinales jouent un rôle important dans la médecine traditionnelle. [s24] Des études ethnobotaniques montrent que des familles de plantes telles que les astéracées (Asteraceae), les légumineuses (Fabaceae), les lamiacées (Lamiaceae) et les zingibéracées (Zingiberaceae) sont souvent utilisées à des fins médicinales. [s24] La préparation varie, le jus frais, les plantes crues et les cataplasmes étant des applications courantes. [s24] Malgré l'influence de la médecine moderne, la phytothérapie traditionnelle reste pertinente et confirme la valeur thérapeutique des plantes locales. [s24] En plus de l'écorce de saule, d'autres écorces et racines offrent également des avantages médicaux. Par exemple, les extraits d'écorce de l'orme sont traditionnellement utilisés pour soulager les maux de gorge et les troubles gastro-intestinaux. La racine de curcuma, riche en

Écorce de saule [i25]

curcumine, est également connue pour ses propriétés anti-inflammatoires. [s25] L'utilisation des écorces et racines nécessite des connaissances sur la plante en question et son utilisation sécurisée. Un dosage incorrect ou la confusion avec des plantes toxiques peut être dangereux.

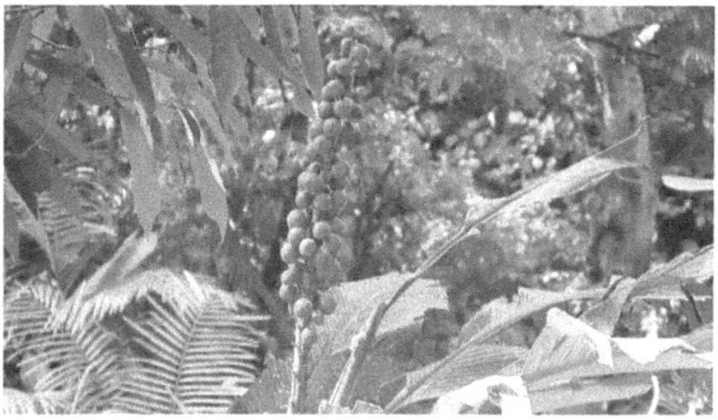

Zingibéracées [i26]

Bon à savoir

Antimicrobien

Désigne la propriété d'inhiber ou de détruire la croissance de micro-organismes tels que les bactéries et les champignons. En médecine d'urgence, les matériaux végétaux antimicrobiens peuvent aider à prévenir les infections dans les blessures.

Curcumine

Le principal composé actif du curcuma, connu pour ses propriétés anti-inflammatoires, antioxydantes et potentiellement analgésiques. Peut être utilisé dans des situations de survie pour traiter les inflammations et la douleur.

Ethnobotanique

L'étude scientifique de l'utilisation traditionnelle des plantes par différentes cultures, y compris leurs applications médicales. Les connaissances ethnobotaniques peuvent aider à identifier des plantes utiles dans des situations de survie.

Zingibéracées

La famille des zingibéracées, qui comprend des plantes connues comme le gingembre, le curcuma et la cardamome. De nombreuses espèces ont des propriétés anti-inflammatoires et analgésiques et peuvent être précieuses en médecine de survie.

Applications des écorces et racines médicinales

Répartition des usages médicinaux des écorces et des racines en situation de survie.

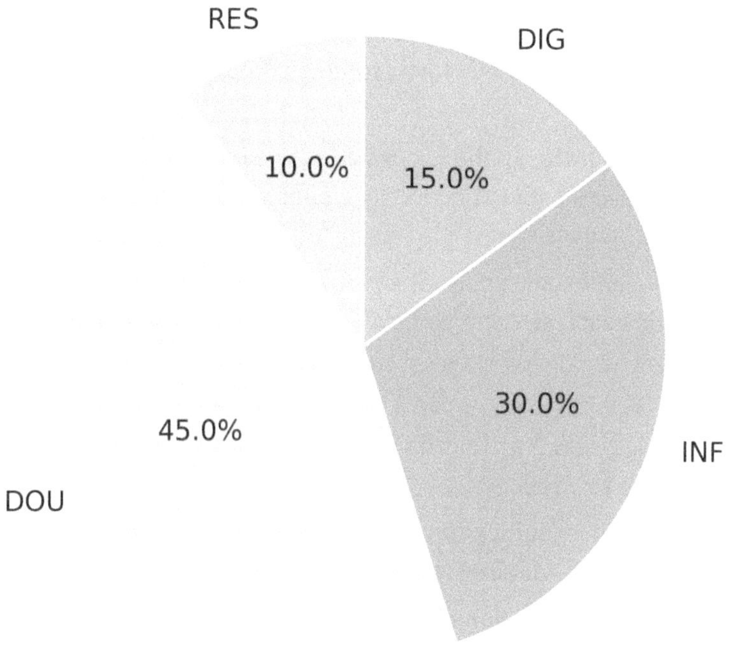

DIG: Problèmes digestifs

DOU: Douleur et inflammation

INF: Traitement des infections

RES: Affections respiratoires

La plus grande partie des cas d'utilisation des écorces et des racines est axée sur le soulagement de la douleur et de l'inflammation, soulignant leur importance dans la gestion des blessures et de l'inconfort dans les scénarios de survie. Le traitement des infections est également une application importante, indiquant la pertinence des antiseptiques et des antimicrobiens naturels présents dans ces parties de plantes. Bien que moins fréquents, les usages pour les problèmes digestifs et les affections respiratoires démontrent la polyvalence de ces remèdes naturels pour répondre à un éventail de problèmes de santé potentiels dans la nature.

Conseils concrets

- Préparez une infusion d'achillée millefeuille et de feuilles d'ortie pour nettoyer les plaies, en versant de l'eau chaude sur les herbes fraîches et en laissant refroidir.
- Utilisez de la charbon broyé provenant des braises du feu de camp, mélangé avec un peu de miel, comme compresse pour les plaies infectées.
- Pour les brûlures, appliquez des compresses de pommes de terre crues écrasées sur la zone touchée pour soulager la chaleur et favoriser la guérison.
- Préparez un baume apaisant à partir de racine de consoude et de fleurs de souci, en extrayant les ingrédients dans de l'huile et en les épaississant avec de la cire d'abeille.
- Buvez régulièrement du thé à base de fleurs de reine-des-prés pour réduire les inflammations dans le corps et soutenir la guérison des plaies de l'intérieur.
- Appliquez des feuilles écrasées de plantain large sur les piqûres d'insectes pour réduire les démangeaisons et les gonflements.
- Préparez une décoction d'écorce de chêne pour faire des bains de pieds en cas de mycose ou comme gargarisme pour les inflammations de la bouche et de la gorge.
- Utilisez une teinture de fleurs d'arnica pour une application externe sur les contusions et les entorses, afin de soulager la douleur et les gonflements.
- Mélangez de l'écorce de saule broyée avec un peu d'eau pour en faire une pâte et appliquez-la sur les articulations douloureuses.

2. 2 Méthodes de traitement naturelles

En médecine sauvage, les méthodes de traitement naturelles offrent souvent la seule possibilité d'atténuer les douleurs et de soutenir la guérison. Les compresses, les enveloppements, les argiles médicinales et les infusions de plantes peuvent, lorsqu'ils sont correctement appliqués, réduire la douleur, les gonflements et les inflammations ou assurer une bonne hydratation. Le choix du bon matériau, l'application correcte et la connaissance des risques potentiels sont essentiels pour le succès et la prévention des complications. La nature offre un large éventail de remèdes – apprenez à les utiliser de manière efficace et sécurisée.

L'application correcte des méthodes de guérison naturelles, qu'il s'agisse de compresses, d'enveloppements ou de tisanes, nécessite des connaissances et de la prudence, en particulier dans des situations d'urgence. Par mesure de sécurité, il convient de se limiter à des applications connues et non toxiques et de rechercher une aide professionnelle en cas de doute.

Compresses et enveloppements

Les compresses et enveloppements offrent en médecine d'urgence des moyens simples mais efficaces pour soulager les douleurs et favoriser la guérison. Ils influencent la circulation sanguine locale et peuvent réduire la douleur, l'enflure et l'inflammation. Le choix du bon matériau et de la bonne technique est crucial pour le succès de l'application. On distingue fondamentalement entre compresses chaudes et froides. Les compresses froides sont particulièrement adaptées aux blessures aiguës telles que contusions, verstauchungen ou piqûres d'insectes. Elles ont un effet analgésique et anti-inflammatoire en provoquant la constriction des vaisseaux sanguins et en inhibant la réaction inflammatoire. Pour une compresse froide, un tissu propre peut être trempé dans de l'eau froide et appliqué sur la zone affectée après avoir été essoré. La glace ne doit jamais être appliquée directement sur la peau, car cela peut provoquer des engelures. Au lieu de cela, des glaçons ou des packs de glace peuvent être enveloppés dans une serviette pour créer une couche protectrice. Les compresses chaudes, en revanche, favorisent la circulation sanguine et aident en cas de tensions musculaires, de douleurs abdominales ou de douleurs articulaires chroniques. La chaleur détend les muscles et soulage les spasmes. Pour une compresse chaude, un tissu peut être trempé dans de l'eau chaude (non bouillante !), essoré et appliqué sur la zone affectée. Alternativement, des coussins chauffants ou des bouteilles d'eau chaude préchauffées peuvent également être utilisés. En cas de plaies ouvertes, les compresses chaudes sont contre-indiquées, car elles favorisent les infections. En plus des différences de température, les compresses peuvent également être enrichies de divers principes actifs pour renforcer leur effet. Par exemple, des compresses acétiques peuvent aider à réduire la fièvre en abaissant la température corporelle. Pour cela, un tissu est trempé dans un mélange d'eau froide et de vinaigre et appliqué sur le front, la nuque ou les mollets. Des enveloppements de pommes de terre peuvent également soulager la toux et la bronchite. Pour cela, des pommes de terre cuites et écrasées sont placées dans un tissu et appliquées en tant qu'enveloppement chaud sur la poitrine. La durée d'application des compresses et enveloppements varie selon le type et le tableau clinique. Les compresses froides ne devraient généralement pas être appliquées plus de 20 minutes d'affilée pour éviter les engelures. Entre les applications, une pause d'au moins 30 minutes doit être respectée. Les compresses chaudes peuvent être appliquées un peu plus longtemps, jusqu'à 30 minutes. En cas de douleurs persistantes ou d'incertitudes, il est toujours conseillé de consulter un médecin. La bonne application d'un enveloppement nécessite soin et attention à quelques points importants. Le tissu doit être suffisamment grand pour couvrir complètement la zone affectée et être suffisamment serré pour ne pas glisser, mais pas si serré qu'il entrave la circulation sanguine. Lors de l'utilisation d'herbes ou d'autres additifs, il convient de prêter attention aux réactions allergiques possibles. Un test sur une petite zone de peau peut aider à exclure les intolérances. Lors du traitement des enfants et des nourrissons, une attention particulière est requise. La température des compresses doit toujours être adaptée à la peau sensible et la durée d'application doit être réduite. Un enveloppement humide et chaud autour du thorax d'un jeune enfant avec un additif antipyrétique tel qu'une faible concentration de vinaigre dans l'eau peut aider à abaisser la température corporelle et à améliorer le bien-être. Cependant, le dosage exact et la durée d'application doivent toujours être discutés avec un médecin ou un pharmacien. Les compresses et enveloppements sont un complément précieux aux premiers secours et peuvent soulager une variété de maux. Grâce à une application correcte et au choix de matériaux appropriés, il est possible de traiter efficacement la douleur et l'inflammation et de favoriser la guérison. Cependant, ils ne remplacent pas la consultation d'un médecin en cas de blessures ou de maladies graves.

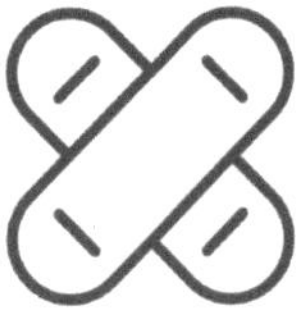

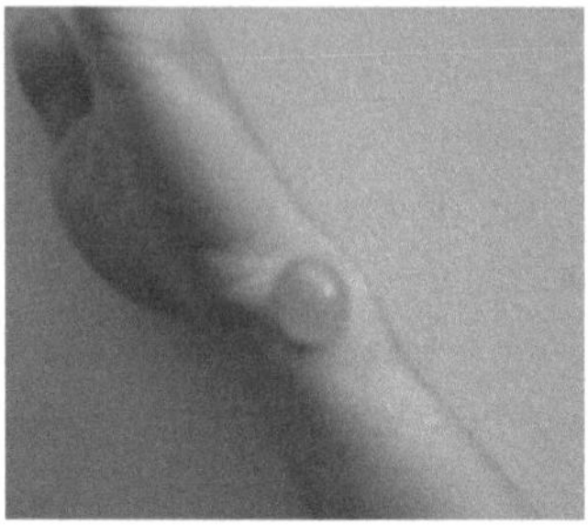

Piqûre d'insecte [i27]

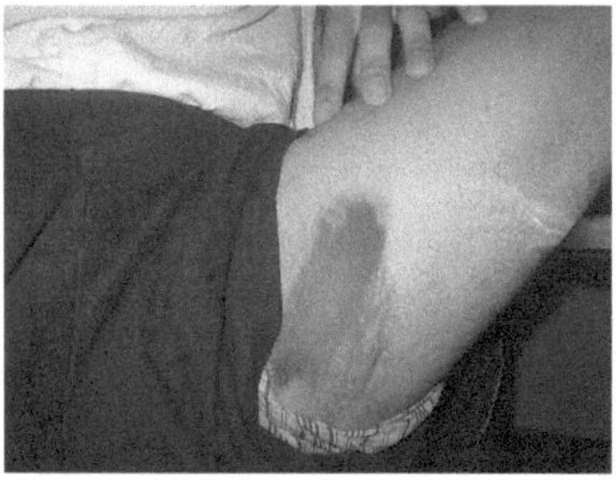

tension musculaire [i28]

Compresses acétiques

Les compresses acétiques sont une méthode traditionnelle pour réduire la fièvre. L'évaporation du vinaigre refroidit la peau et peut ainsi abaisser la température corporelle.

Douleurs articulaires

Les douleurs articulaires peuvent être causées par des inflammations, des blessures ou l'usure. Dans une situation de survie, les douleurs articulaires peuvent fortement affecter la mobilité et la capacité à accomplir des tâches.

Piqûre d'insecte

Les piqûres d'insectes peuvent être problématiques dans une situation de survie, car elles peuvent provoquer des douleurs, des enflures, des démangeaisons ou même des réactions allergiques selon l'insecte. Un traitement approprié est important pour éviter les infections et d'autres complications.

Tension musculaire

Les tensions musculaires sont des contractions douloureuses des muscles, pouvant être causées par un surmenage, des blessures ou le froid. Dans une situation de survie, les tensions musculaires peuvent restreindre la liberté de mouvement et entraver l'exécution de tâches importantes.

Utilisation des bandages en secourisme en milieu sauvage

Répartition des types de bandages par cas d'utilisation.

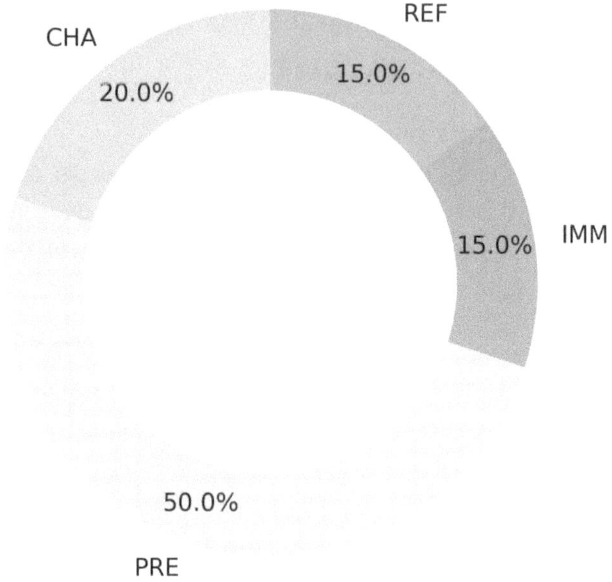

CHA: Bandages chauffants (hypothermie)	IMM: Bandages d'immobilisation (fractures/entorses)
PRE: Bandages compressifs (contrôle des saignements)	REF: Bandages rafraîchissants (coup de chaleur)

Les données suggèrent que les bandages compressifs sont le type le plus couramment utilisé dans les scénarios de secourisme en milieu sauvage, probablement en raison de leur polyvalence dans la gestion des saignements et des blessures. Bien que les bandages chauffants et rafraîchissants jouent un rôle vital, ils sont moins fréquemment nécessaires, reflétant la priorité accordée aux soins immédiats des traumatismes dans les situations de survie. Les bandages d'immobilisation, bien que cruciaux pour les fractures et les entorses, représentent une plus petite partie, indiquant potentiellement la plus faible incidence de ces blessures par rapport aux saignements ou aux menaces environnementales.

Argile médicinale et applications de boue

L'argile médicinale et la boue trouvent une application variée en médecine naturelle, notamment dans le traitement des problèmes de peau et des blessures. Leur efficacité repose sur divers facteurs, y compris l'absorption de liquides et de toxines, la libération de minéraux et des oligo-éléments, ainsi que, selon la composition minérale, des propriétés antibactériennes. [s26] Les minéraux argileux tels que le montmorillonite et l'halloysite sont biocompatibles et non toxiques, ce qui les rend adaptés aux applications médicales. [s27] Ils peuvent soutenir la cicatrisation des plaies en créant un environnement humide tout en absorbant les exsudats et les bactéries. [s27] Les propriétés physico-chimiques des argiles, telles que la libération dépendante du pH des ions métalliques, contribuent à l'effet antibactérien et offrent une stratégie potentielle dans la lutte contre les germes multirésistants. [s26] La boue peut être appliquée directement sur la zone cutanée affectée. Pour les blessures plus importantes ou les brûlures, il est conseillé de recouvrir des compresses stériles d'une fine couche de boue et de les placer sur la plaie. Un bandage fixe la compresse et protège la plaie des influences extérieures. L'application peut être répétée plusieurs fois par jour selon les besoins. En plus du traitement direct des plaies, l'argile médicinale et la boue conviennent également pour des

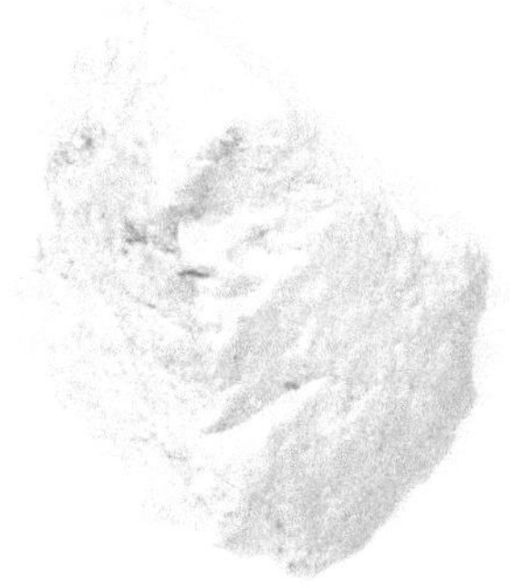

Halloysite [i29]

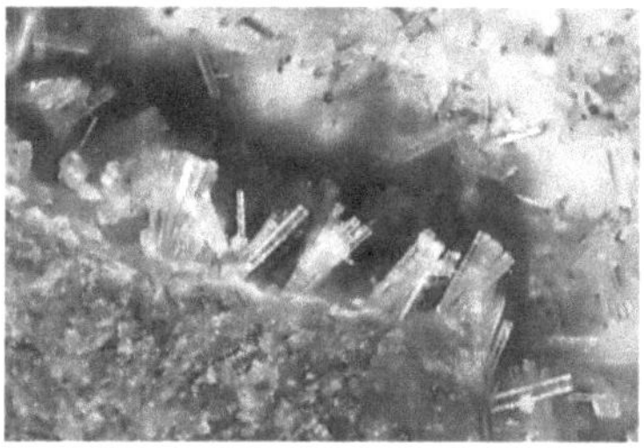

Montmorillonite [i30]

cataplasmes et des enveloppements en cas d'inflammations, de piqûres d'insectes ou de contusions. En combinant avec des polymères, les propriétés mécaniques et thermiques de la boue peuvent être améliorées, favorisant l'adhésion et la prolifération cellulaires dans la régénération des tissus. [s27] Le rôle des minéraux argileux comme le montmorillonite en tant que vecteurs pour les principes actifs – pour améliorer la biodisponibilité des médicaments – est un autre aspect prometteur de la recherche. [s27] Il en va de même pour l'halloysite, dont la structure unique le prédispose à la libération ciblée de principes actifs. [s27] Des argiles fibreuses comme le sépiolite et les palygorskites trouvent, grâce à leur grande surface et à leur capacité d'échange ionique, une application dans la délivrance de médicaments. [s27] Cependant, il convient de noter que l'efficacité de l'argile médicinale et de la boue dépend de la pureté et de la composition spécifique du matériau. En cas de doute, il est recommandé de consulter un médecin ou un pharmacien.

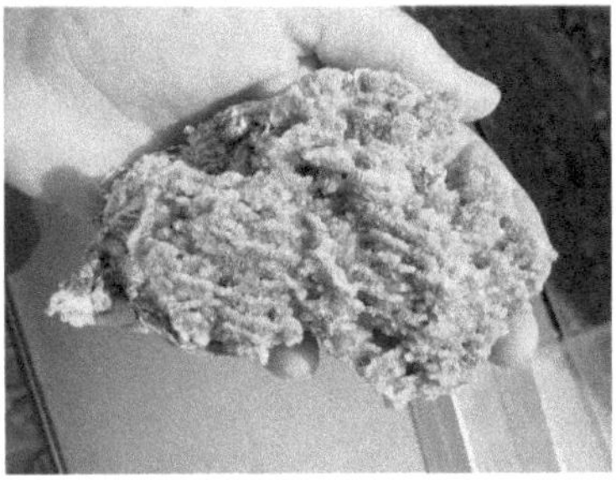

Palygorskite [i31]

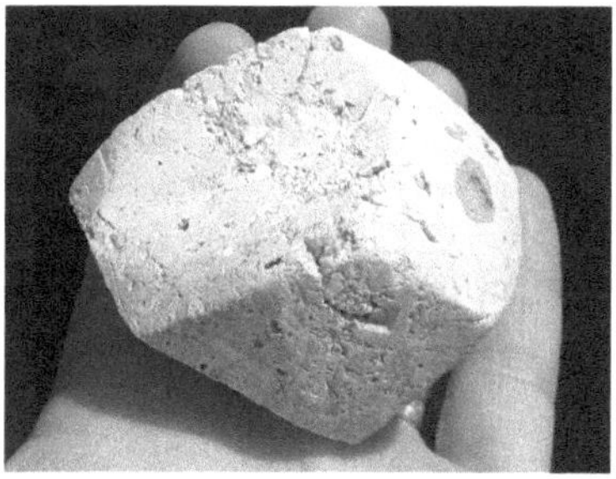

Sépiolite [i32]

Bon à savoir

Absorption

En médecine d'urgence, l'absorption peut être pertinente en relation avec l'absorption de toxines. Comprendre les voies d'absorption (par exemple, la peau, les poumons, le tractus gastro-intestinal) aide à évaluer le danger et à choisir des mesures appropriées.

Capacité d'échange ionique

La capacité d'échange ionique décrit la capacité d'un matériau à échanger des ions. En médecine de survie, cette propriété des minéraux argileux peut être utilisée pour lier des toxines ou fournir des minéraux.

Oligo-élément

Les oligo-éléments jouent un rôle important dans diverses fonctions corporelles. Dans une situation de survie, un manque de certains oligo-éléments peut entraîner des problèmes de santé.

Physico-chimique

Les propriétés physico-chimiques des substances, telles que la solubilité ou le pH, influencent leur effet dans le corps. En médecine de survie, comprendre ces propriétés est essentiel pour utiliser efficacement les remèdes naturels.

Progression de la guérison avec un cataplasme d'argile

Illustre la réduction de l'inflammation et de la douleur au fil du temps à l'aide d'un cataplasme d'argile.

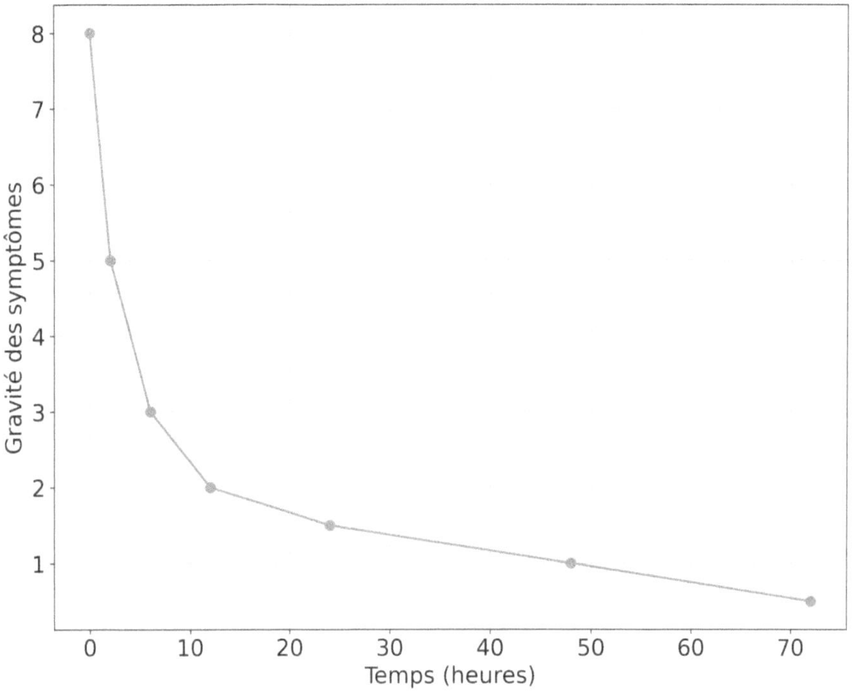

Le graphique montre une diminution rapide de la douleur et de l'inflammation dans les premières heures suivant l'application du cataplasme d'argile. Bien que l'amélioration se poursuive au cours des jours suivants, le taux de changement ralentit, ce qui suggère que la majorité de la guérison se produit au cours de la période initiale. Ces données confirment l'efficacité des cataplasmes d'argile pour traiter l'inflammation et la douleur localisées dans un contexte de survie ou d'urgence médicale.

Infusions de plantes

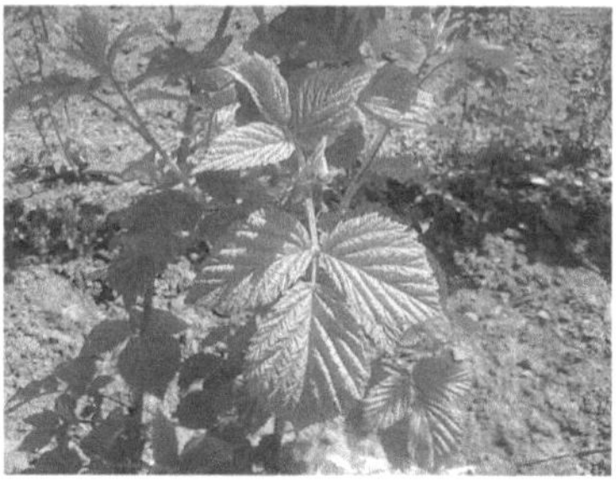

Feuilles de framboisier [i33]

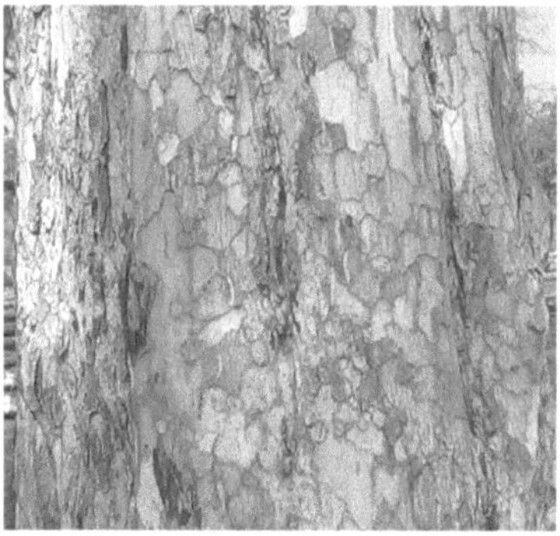

écorce [i34]

Les infusions de plantes, également connues sous le nom de tisanes, offrent dans la nature et en situations d'urgence un moyen d'apaiser les maux et d'assurer une bonne hydratation. En infusant différentes parties de plantes – feuilles, fleurs, racines ou écorces – il est possible d'extraire les principes actifs qu'elles contiennent et de les utiliser à des fins médicinales. Cependant, le choix des plantes nécessite des connaissances précises, car certaines espèces peuvent être toxiques. Une méthode sûre consiste à se limiter à des plantes comestibles connues, dont les infusions sont également consommées au quotidien, comme les feuilles de mûrier, les feuilles de framboisier ou les fleurs de tilleul. Celles-ci ont un effet apaisant et peuvent aider en cas de symptômes de rhume. En plus d'apaiser des maux spécifiques, une infusion chaude contribue également à l'hydratation générale et peut aider le corps à éliminer les électrolytes – ce qui peut être important en cas de diarrhée. La préparation d'une infusion est simple : il suffit de verser de l'eau chaude, mais non bouillante, sur les parties de la plante et de laisser infuser entre cinq et dix minutes, selon la plante. Le temps d'infusion influence la concentration des principes actifs et le goût. Lors de l'utilisation de plantes inconnues, une prudence extrême est de mise. Un petit test cutané avec l'infusion peut aider à détecter des réactions allergiques, mais ne remplace pas une connaissance approfondie des plantes.

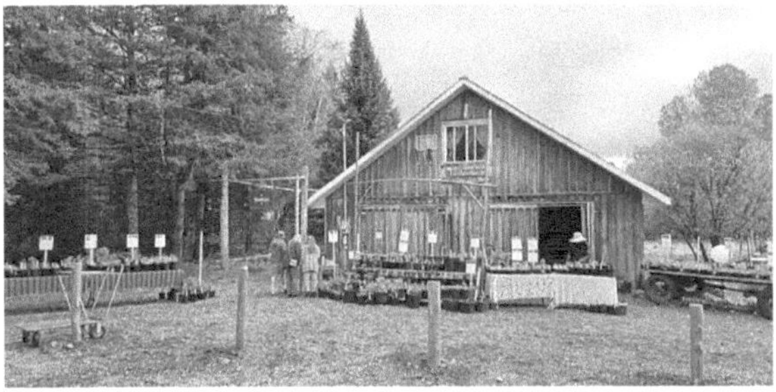

racine [i35]

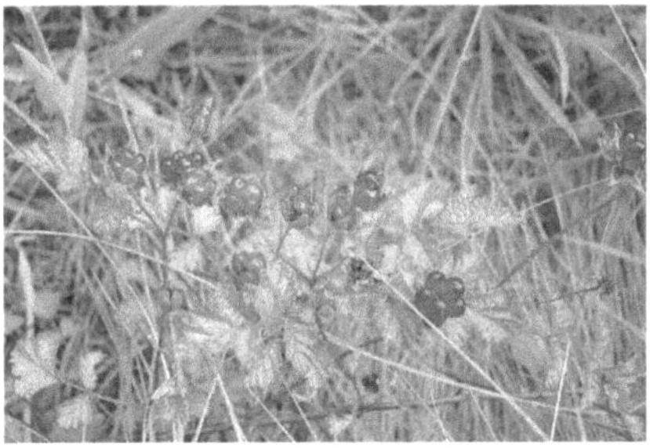

Feuilles de ronce [i36]

Bon à savoir

Électrolyte

Les électrolytes sont des minéraux dans le corps qui sont importants pour diverses fonctions corporelles, y compris la régulation de l'équilibre hydrique et la fonction nerveuse. Un déséquilibre, par exemple dû à une déshydratation ou à une diarrhée, peut avoir de graves conséquences sur la santé. Dans une situation de survie, la perte d'électrolytes peut survenir en raison d'une transpiration excessive ou de maladies. Les infusions de plantes peuvent aider à reconstituer les électrolytes.

Infusion

Une infusion est réalisée en versant de l'eau chaude sur des parties de plantes hachées. Cette méthode d'extraction est particulièrement douce et convient bien aux feuilles et aux fleurs. Lors du traitement des blessures, les infusions peuvent être utilisées pour nettoyer et désinfecter. Certaines infusions de plantes peuvent également être appliquées en interne pour soulager la douleur ou stabiliser la circulation.

Efficacité des infusions de plantes

Efficacité et durée des infusions courantes de plantes pour diverses affections.

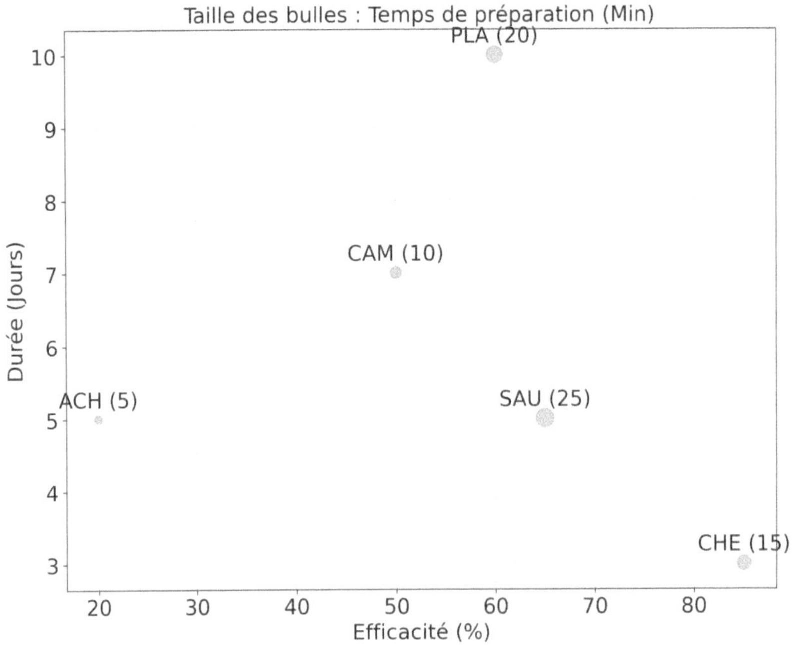

Blasengröße: Temps de préparation (Min)

ACH: Achillée millefeuille (soulagement de la douleur)

CAM: Camomille (calmante)

CHE: Écorce de chêne (antiseptique)

PLA: Plantain (anti-inflammatoire)

SAU: Écorce de saule (réducteur de fièvre)

Le graphique révèle un éventail d'efficacité et de durées d'application requises pour différentes infusions de plantes. L'infusion 'CHE' se distingue par une efficacité élevée malgré une durée d'application plus courte, ce qui suggère des propriétés puissantes. 'CAM' affiche une efficacité modérée mais nécessite une utilisation prolongée. 'ACH' démontre une faible efficacité quelle que soit la durée, indiquant des limites potentielles. Enfin, 'PLA' et 'SAU' partagent une efficacité similaire, bien que 'PLA' nécessite une application considérablement plus longue, ce qui suggère un remède à action plus lente.

Conseils concrets

- Appliquez du charbon broyé sur une piqûre d'insecte pour absorber les toxines.
- Pressez le jus de feuilles de ortie écrasées et appliquez-le en fine couche sur de petites brûlures.
- Placez une compresse de feuilles et de tiges de millefeuille hachées sur des éraflures pour favoriser la coagulation du sang.
- Préparez une infusion de feuilles de plantain et gargarisez-vous avec en cas de mal de gorge.
- Réalisez une compresse rafraîchissante avec des feuilles de doucette et appliquez-la sur des articulations enflées.
- Utilisez de l'écorce de saule broyée comme ingrédient pour une compresse analgésique en cas de douleurs dorsales.
- Buvez quotidiennement une infusion de cynorrhodons et de baies de sureau pour renforcer votre système immunitaire.
- Appliquez une compresse de racines de pissenlit écrasées sur des zones de peau enflammées.
- Inhalez le parfum de feuilles de muguet broyées pour soulager les maux de tête.
- Mélangez des feuilles de mûrier broyées avec du miel et utilisez la pâte sur des lèvres gercées.
- Placez une compresse de pâquerettes hachées sur des yeux fatigués.
- Buvez une infusion de camomille avec un peu de miel pour vous apaiser en cas de troubles digestifs.

2. 3 Remèdes improvisés

Dans des situations de survie, l'accès aux soins médicaux peut être fortement limité. Les remèdes improvisés à partir de ressources naturelles offrent alors une possibilité potentielle de soulager les douleurs et de fournir les premiers soins en cas de blessures. Cependant, la fabrication et l'application de tels remèdes présentent des défis : le choix des plantes appropriées, la préparation et le dosage corrects, ainsi que la connaissance des risques potentiels sont essentiels pour le succès et la sécurité. Découvrez dans ce chapitre comment fabriquer et utiliser des teintures, des pommades, des pâtes et des extraits de plantes avec des moyens simples.

Le choix du bon solvant et de la bonne méthode d'extraction (teinture, macérat, infusion, décoction) est crucial, car différentes méthodes extraient des principes actifs différents de la plante et influencent ainsi l'efficacité du remède.

Fabrication de teintures

Les teintures sont des extraits concentrés de plantes, obtenus en faisant macérer du matériel végétal dans de l'alcool. L'alcool agit comme solvant, extrayant les principes actifs de la plante et conservant la teinture. [s28] La concentration d'alcool est cruciale et se situe idéalement entre 45 % et 90 %, avec une utilisation fréquente de 60 % à 70 %. Un taux d'alcool plus élevé extrait plus efficacement les composants résineux et huileux, tandis qu'un taux plus bas est mieux adapté aux composants solubles dans l'eau. Le choix de l'alcool influence également la durée de conservation et l'extraction de substances spécifiques des plantes. Par exemple, la vodka ou le grain sont de bons extraits, tandis que le cognac ou le rhum sont plutôt adaptés à des applications spécifiques en raison de leurs propres arômes et propriétés.

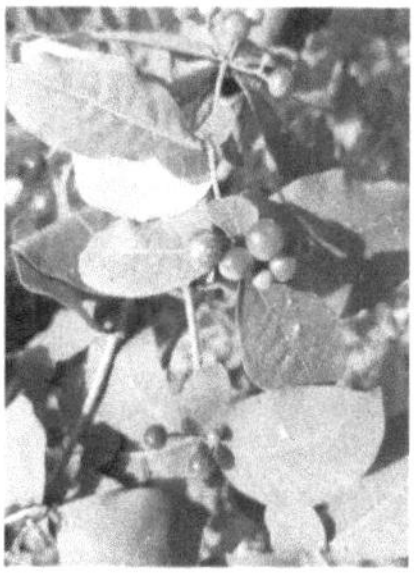

Plante [i37]

Pour fabriquer une teinture, le matériel végétal frais ou séché est grossièrement haché et placé dans un récipient en verre propre. Ensuite, le récipient est rempli avec l'alcool choisi jusqu'à ce que le matériel végétal soit complètement immergé. Il est important d'avoir suffisamment d'alcool pour extraire efficacement les principes actifs et prévenir la croissance de moisissures. Le récipient est ensuite hermétiquement fermé et conservé dans un endroit frais et sombre. [s28] La durée de la maceration varie selon le matériel végétal et se situe généralement entre deux et six semaines. Pendant cette période, le récipient doit être secoué régulièrement pour favoriser l'extraction. Après la macération, la teinture est filtrée à travers un tamis fin ou une étamine pour retirer le matériel végétal. La teinture finie est versée dans des bouteilles sombres et conservée également au frais et à l'abri de la lumière. Un étiquetage correct avec le nom de la plante, le taux d'alcool et la date de fabrication est essentiel. La posologie des teintures dépend de divers facteurs, tels que la plante utilisée, la concentration de la teinture et l'état de santé individuel. Il est conseillé de commencer par une faible dose et d'augmenter progressivement jusqu'à obtenir l'effet désiré. Les teintures peuvent être prises directement ou diluées dans de l'eau ou du jus. Comme pour tous les remèdes à base de plantes, il est important de se renseigner sur les éventuelles interactions avec d'autres médicaments et de consulter un médecin ou un pharmacien en cas de doute. La fabrication et l'utilisation de teintures nécessitent soin et précision pour garantir leur efficacité et leur sécurité. Une approche minutieuse dans le choix des plantes, la concentration d'alcool et la posologie est cruciale pour le succès de l'application. Les teintures offrent un moyen pratique et efficace d'exploiter le pouvoir guérisseur des plantes.

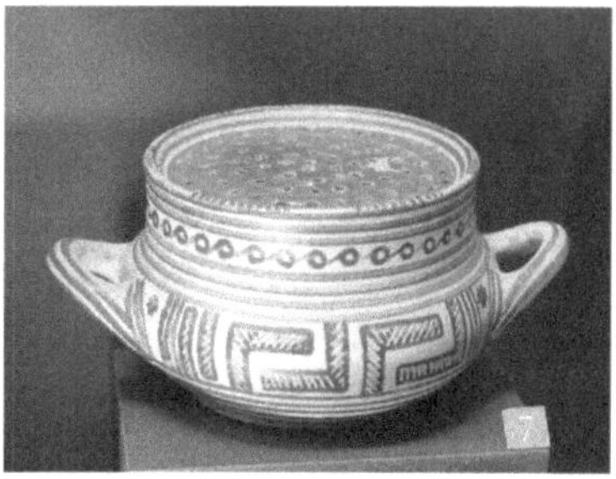

tamis [i38]

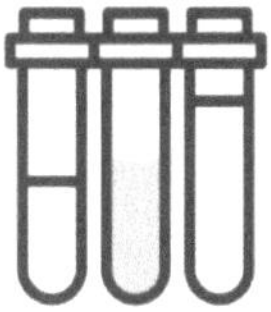

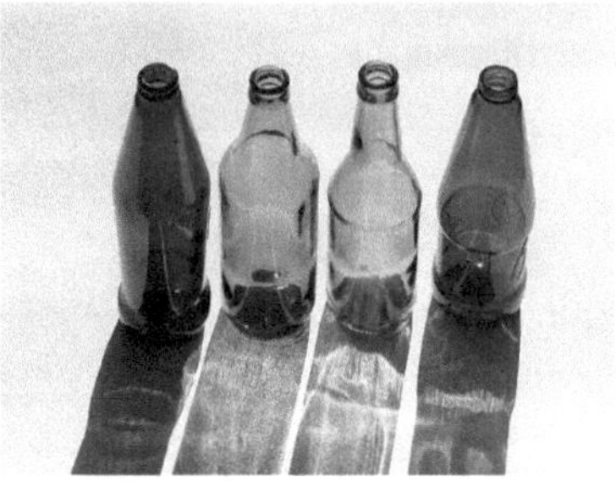

Bouteille en verre [i39]

Bon à savoir

Alcool

L'alcool à haute concentration est utilisé en médecine de survie non seulement pour la désinfection, mais aussi comme solvant pour la fabrication de teintures. Le choix de l'alcool (par exemple, vodka, rhum) influence l'extraction et la durée de conservation.

Teinture

Une teinture peut être fabriquée à partir de différentes plantes et d'alcool pour être utilisée en cas d'urgence comme désinfectant, analgésique ou pour traiter d'autres maux. L'application exacte dépend des plantes utilisées.

Maceration

Le trempage de parties de plantes hachées dans un liquide pour extraire les principes actifs. En médecine de survie, cela peut se faire avec de l'alcool ou de l'huile pour fabriquer des teintures ou des pommades.

Estimation de la Durée de Conservation des Teintures

Durée de conservation estimée de diverses teintures dans des conditions de stockage appropriées.

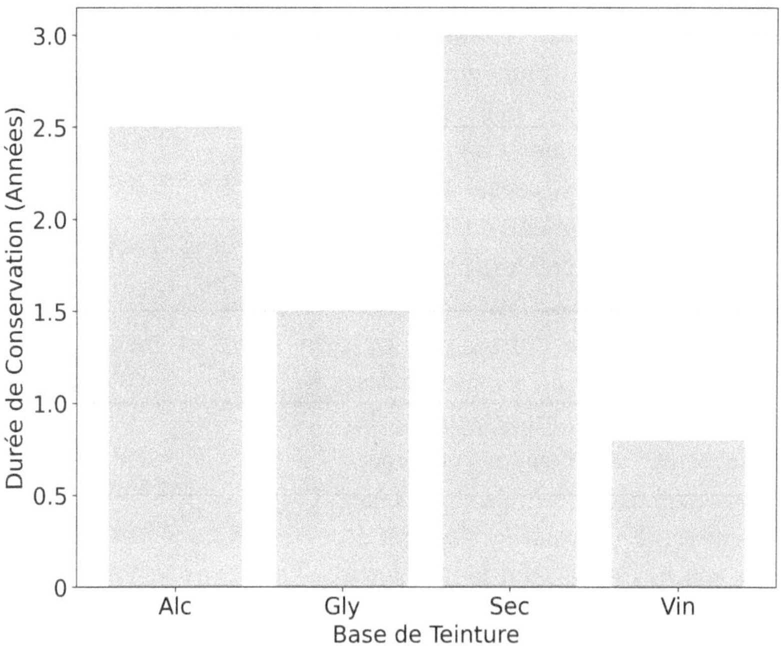

Alc: Alcool (80 proof)

Gly: Glycérine

Sec: Herbes Séchées (stockage optimal)

Vin: Vinaigre de Cidre

Les teintures à base d'alcool présentent généralement la durée de conservation la plus longue, dépassant 2 ans. Les teintures à base de glycérine offrent une durée de vie plus courte, environ 1 à 2 ans, tandis que les teintures à base de vinaigre sont les moins stables, durant généralement de 6 à 12 mois. Les herbes séchées, utilisées pour créer ces teintures, ont la durée de conservation potentielle la plus longue lorsqu'elles sont stockées correctement.

Pommades et pâtes

Les pommades et les pâtes représentent des applications topiques importantes en médecine improvisée. Elles diffèrent par leur consistance : les pommades sont plus grasses et plus faciles à étaler, tandis que les pâtes contiennent une plus grande proportion de solides, ce qui les rend plus épaisses et moins faciles à appliquer. Ces différentes propriétés influencent à la fois les domaines d'application et la libération des principes actifs. Ainsi, les pommades conviennent bien au traitement de la peau sèche et à la libération prolongée des principes actifs en raison de leur base grasse. En revanche, les pâtes offrent une meilleure protection contre les influences extérieures grâce à leur plus grande proportion de solides et peuvent être utilisées par exemple pour des blessures superficielles ou des piqûres d'insectes [s29]. Le choix entre pommade et pâte dépend donc de la situation spécifique et de l'effet souhaité. Pour la fabrication de pommades et de pâtes en situation d'urgence, divers agents de support peuvent être utilisés. Comme base grasse pour les pommades, on peut par exemple utiliser des huiles végétales, des graisses ou de la cire d'abeille. Pour les pâtes, des substances en poudre comme l'argile, le charbon de bois ou la craie peuvent être mélangées avec de l'eau ou de l'huile pour former une pâte. L'ajout de plantes médicinales en poudre peut également augmenter l'efficacité des pommades et des pâtes. Par exemple, une

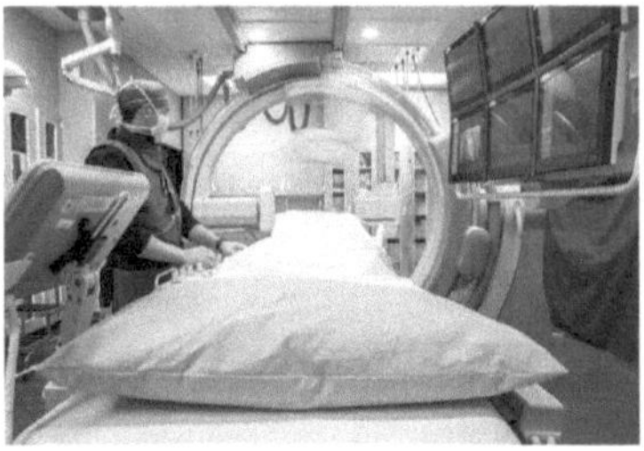

Interventions invasives [i40]

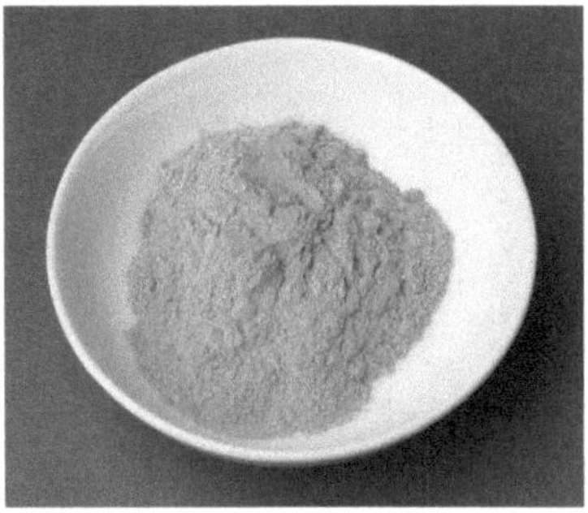

Argile [i41]

pâte d'argile et d'eau, enrichie de charbon en poudre, peut être utilisée pour le nettoyage et la désinfection des blessures [s30]. Il est important de veiller à une application stérile. L'effet antibactérien de certains antibiotiques topiques peut réduire le risque d'infections des plaies après des interventions chirurgicales par rapport à l'absence de traitement ou à l'utilisation d'antiseptiques [s31]. Cependant, l'utilisation d'antibiotiques topiques comporte également le risque de dermatites de contact allergiques, bien que les preuves à cet égard soient encore insuffisantes [s31]. L'efficacité des antibiotiques topiques pour la cicatrisation des plaies est également incertaine et nécessite des recherches supplémentaires [s31]. La décision d'utiliser des antibiotiques topiques doit donc prendre en compte les effets secondaires potentiels, tels que les réactions allergiques. L'utilisation d'antiseptiques, à comparer avec des solutions iodées [s29], pour la désinfection de la peau avant des interventions invasives est en revanche établie et montre une grande efficacité contre les micro-organismes résistants [s29]. Le choix du bon agent topique dépend donc du type de blessure, du risque d'infection et des circonstances individuelles. Lors de l'application de pommades et de pâtes, l'hygiène est cruciale pour éviter d'autres infections. Les mains et les zones cutanées concernées doivent être soigneusement nettoyées avant l'application. La pommade ou la pâte doit être appliquée en couche fine et uniforme. En cas de blessures profondes ou de brûlures, une aide médicale professionnelle est indispensable. Les méthodes décrites ici pour la fabrication et l'application de pommades et de pâtes ne servent qu'à la première intervention en situation d'urgence et ne remplacent pas un traitement médical.

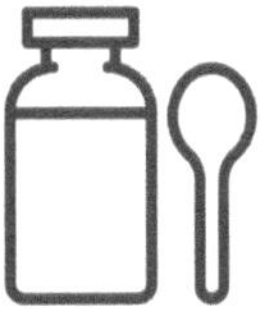

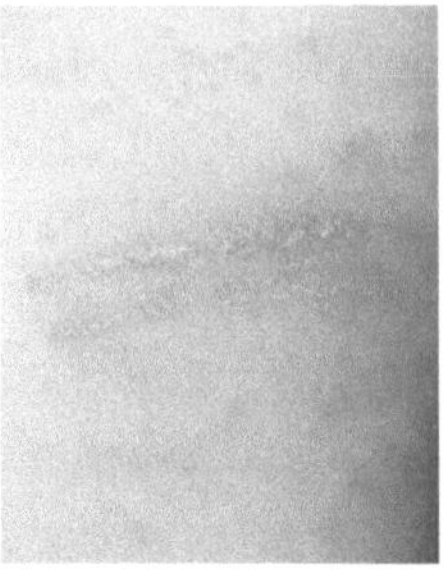

Dermatite de contact [i42]

Bon à savoir

Application stérile

Application de remèdes dans des conditions aussi exemptes de germes que possible, afin de minimiser le risque d'infections. En situation de survie, la stérilité est difficile à atteindre, mais un nettoyage soigneux des mains, de la plaie et des matériaux utilisés peut réduire le risque d'infection.

Dermatite de contact

Inflammation de la peau provoquée par un contact direct avec une substance. Avec des remèdes improvisés, des dermatites de contact peuvent survenir si la peau réagit de manière sensible à certaines plantes ou autres matériaux.

Interventions invasives

Interventions médicales nécessitant une pénétration dans le corps, par exemple la suture d'une plaie. En situation de survie, les interventions invasives ne doivent être effectuées qu'en cas d'absolue nécessité et avec le plus grand soin hygiénique.

Libération des principes actifs

Décrit la vitesse et la manière dont un principe actif est libéré d'un remède et absorbé par le corps. Avec des remèdes improvisés, la libération des principes actifs est souvent difficile à contrôler et dépend de facteurs tels que la base de support et le mode d'application.

Ingrédients courants dans les onguents et cataplasmes improvisés

Proportions typiques des ingrédients pour les traitements topiques improvisés.

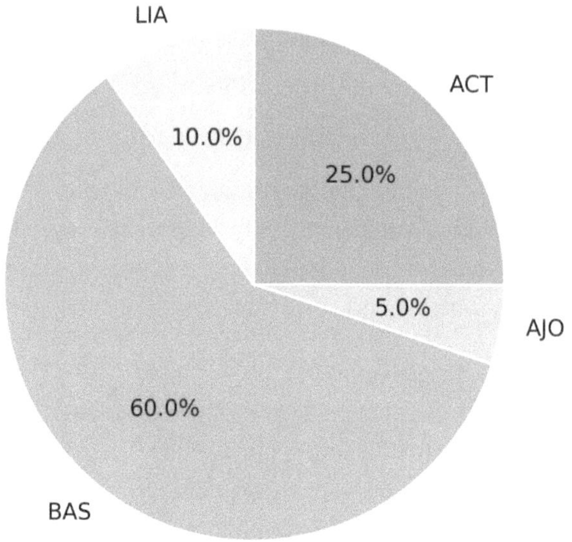

ACT: Ingrédient actif (par exemple, plantain, achillée millefeuille)

AJO: Ajouts facultatifs (par exemple, miel, charbon de bois)

BAS: Base (par exemple, argile, graisse)

LIA: Agent liant (par exemple, cire d'abeille, résine de pin)

La plus grande partie représente l'ingrédient de base, essentiel pour transporter les composants actifs et fournir une texture lisse. La partie de l'ingrédient actif souligne l'importance des plantes médicinales ou d'autres substances ayant des propriétés curatives. Une plus petite partie est consacrée aux agents liants, démontrant leur rôle dans le maintien du mélange et l'aide à l'application. Enfin, la plus petite section indique les ajouts facultatifs comme le miel ou le charbon de bois, qui peuvent offrir d'autres avantages en fonction de l'affection spécifique.

Extraits de plantes médicinales

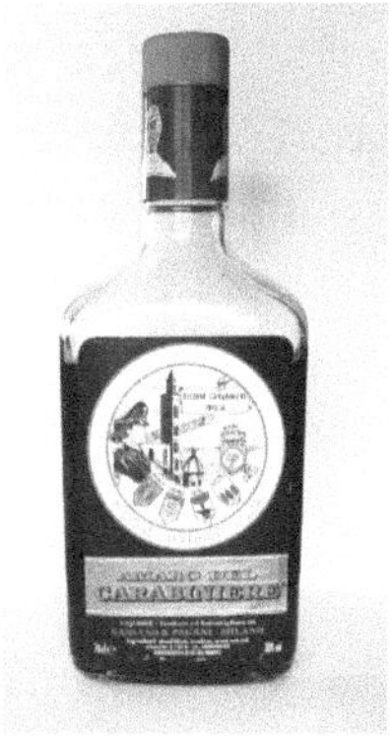

Infusion [i44]

Les extraits de plantes médicinales peuvent être obtenus, en plus des teintures, sous forme de macerats, d'infusions et de décoctions. Les macérats sont obtenus en faisant tremper du matériel végétal dans de l'eau froide ou de l'huile pendant une période prolongée. Ce processus est particulièrement adapté aux ingrédients sensibles à la température. Les infusions sont réalisées en versant de l'eau bouillante sur du matériel végétal haché et sont idéales pour l'extraction d'huiles volatiles et de composants solubles dans l'eau. De manière similaire aux infusions, les décoctions sont obtenues en faisant bouillir le matériel végétal dans l'eau, permettant ainsi aux parties végétales plus dures de libérer leurs principes actifs. Il convient de noter que la méthode de préparation influence le type et la quantité de principes actifs extraits, déterminant ainsi l'efficacité de l'extrait. Par exemple, un macérat de fleurs de souci dans l'huile extrait les colorants et vitamines liposolubles, tandis qu'une infusion de fleurs de camomille libère les huiles essentielles apaisantes [s32]. L'utilisation des extraits de plantes médicinales en médecine improvisée nécessite, en plus d'une préparation correcte, une connaissance approfondie de la plante concernée, de ses effets et des risques potentiels. Alors que certaines plantes ont prouvé leur efficacité dans le soulagement des symptômes, d'autres peuvent entraîner des interactions dangereuses en combinaison avec certains médicaments [s33]. La recherche sur les mécanismes d'action complexes des extraits de plantes n'est pas encore

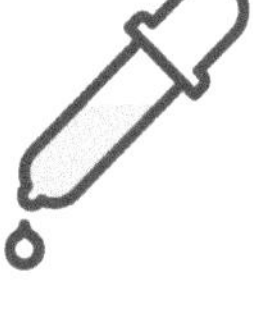

achevée et d'autres études sont nécessaires pour élargir la base scientifique de leur utilisation [s32]. En particulier dans des situations d'urgence, lorsque l'accès à des médicaments conventionnels est limité, les plantes médicinales traditionnelles peuvent constituer un complément précieux, à condition que leur utilisation soit faite avec prudence et en tenant compte des risques potentiels. Les extraits d'une plante pourraient, selon les résultats d'une étude [s34], avoir des effets positifs potentiels sur le système immunitaire, mais les effets à long terme et les interactions avec d'autres substances n'ont pas encore été complètement étudiés.

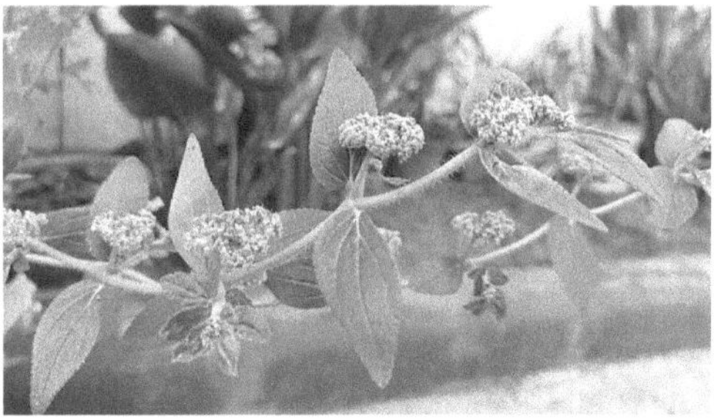

Décoction [i43]

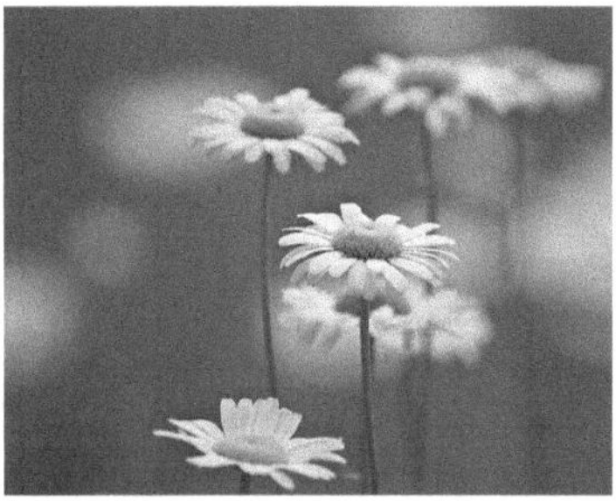

Fleurs de camomille [i45]

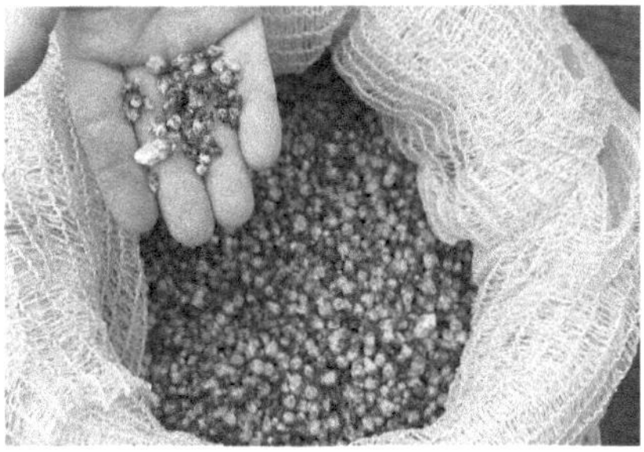

Macérat [i46]

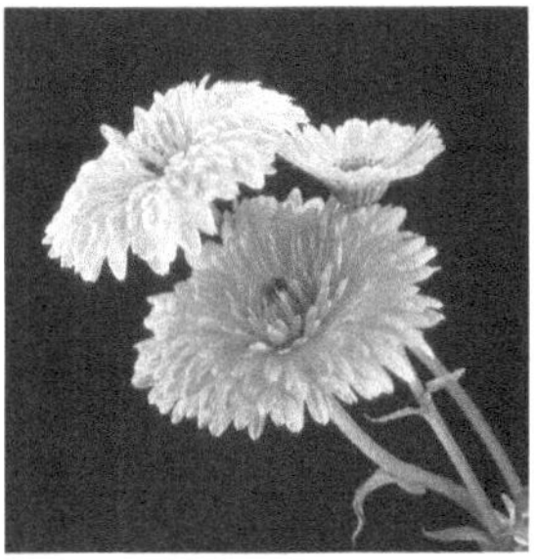

Fleurs de calendula [i47]

Bon à savoir

Décoction

Une décoction est obtenue en faisant bouillir des parties de plantes dans de l'eau pendant une période prolongée. Cette méthode convient aux parties de plantes plus dures comme les racines ou les écorces. Dans des scénarios de survie, les décoctions peuvent être utilisées pour désinfecter des plaies ou traiter des inflammations.

Extraits

Les extraits sont des préparations concentrées à partir de matériel végétal. Ils peuvent être obtenus par divers procédés tels que la macération, l'infusion, la décoction ou la teinture. Les extraits peuvent jouer un rôle important dans des situations de survie, car ils contiennent une concentration plus élevée de principes actifs que de simples infusions ou décoctions.

Macerat

Un macérat est préparé en faisant tremper des parties de plantes dans de l'eau froide ou de l'huile pour extraire les principes actifs. Cette méthode est particulièrement adaptée aux substances végétales sensibles qui pourraient être détruites par la chaleur. Dans une situation de survie, un macérat peut être utilisé pour traiter des plaies ou soulager la douleur lorsque des médicaments conventionnels ne sont pas disponibles.

Efficacité de l'extraction des plantes

Comparaison des méthodes d'extraction à base de plantes.

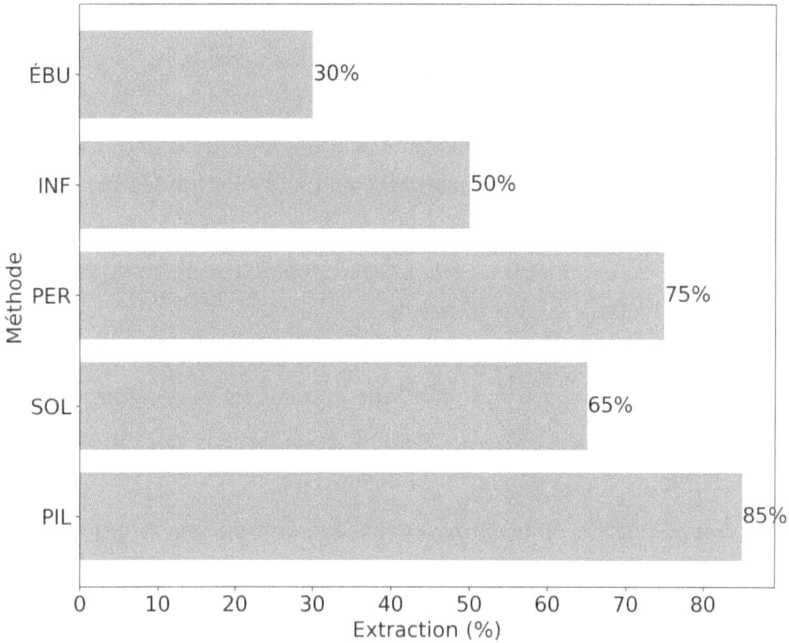

ÉBU: Ébullition

INF: Infusion

PER: Percolation

PIL: Pilage

SOL: Macération solaire

Le graphique révèle une efficacité variable selon les méthodes d'extraction. L'ébullition semble être la plus efficace, tandis que le pilage donne la plus faible extraction. Cela suggère que la chaleur joue un rôle important dans l'extraction, tandis que la force mécanique seule est moins efficace. Les autres méthodes se situent entre les deux, indiquant une interaction potentielle de facteurs tels que la pénétration du solvant et la chaleur.

Conseils concrets

- Désinfectez une aiguille avec de la cendre chaude et utilisez-la pour retirer un éclat sous la peau.
- Écrasez du charbon de bois et mélangez-le avec de la salive pour en faire une pâte à appliquer comme analgésique improvisé sur une dent douloureuse.
- Utilisez le jus d'ail sauvage pour traiter les verrues en l'appliquant directement plusieurs fois par jour.
- Fabriquez une sorte de trousse de secours avec de grandes feuilles et des herbes douces pour transporter en toute sécurité les herbes médicinales récoltées.
- Cherchez de la sphaigne : elle est absorbante et antiseptique, idéale comme compresse dans la nature.
- Chauffez des pierres plates dans le feu et enveloppez-les dans un tissu pour improviser une bouillotte et soulager la douleur.
- Utilisez la fine poussière de champignons ligneux pour arrêter les saignements – elle a un effet hémostatique.
- Utilisez le jus de la mouron des oiseaux comme substitut naturel aux gouttes oculaires pour les yeux secs et irrités.
- Appliquez des feuilles écrasées de tussilage sur les piqûres d'insectes pour soulager les démangeaisons et réduire le gonflement.
- Mâchez la racine de l'herbe de Saint-Roch pour obtenir un effet antibactérien en cas d'inflammation des gencives.
- Buvez du thé à base d'écorce de saule en cas de fièvre – l'acide salicylique qu'elle contient a un effet antipyrétique.

Révision - 2. Médecine sauvage et naturopathie

La médecine sauvage et la naturopathie offrent des possibilités précieuses d'autosoin en situation d'urgence, mais ne remplacent en aucun cas un traitement médical professionnel. Une utilisation responsable de ces méthodes nécessite des connaissances solides et une préparation minutieuse. Commencez donc tôt à vous familiariser avec les plantes médicinales locales et leur utilisation. Participez à des ateliers, lisez des ouvrages spécialisés et pratiquez la préparation de teintures, de pommades et de compresses. Veillez toujours à identifier les plantes de manière sûre afin d'éviter toute confusion avec des espèces toxiques. Documentez vos expériences et constituez une trousse de secours personnelle avec des remèdes éprouvés.

L'application des plantes médicinales en pratique nécessite une approche nuancée. Prenez en compte le type de blessure ou de maladie, les ressources disponibles et vos connaissances individuelles. Par exemple, pour une légère brûlure, une pâte rafraîchissante à l'aloe vera peut apporter un soulagement, tandis que pour une plaie profonde, les soins de plaie stériles et le transport rapide chez un médecin doivent être prioritaires. La combinaison de différentes méthodes peut également être judicieuse. Ainsi, une compresse de consoude peut soutenir la guérison d'une contusion, tandis qu'une teinture d'arnica est prise pour réduire la douleur et l'enflure. N'expérimentez pas avec des plantes ou des applications inconnues, surtout en situation de stress. Tenez-vous en à vos recettes et dosages éprouvés.

Particulièrement dans des scénarios de survie, où l'accès aux soins médicaux est limité, les remèdes naturels prennent de l'importance. Ici, une large connaissance des possibilités d'utilisation des plantes médicinales peut faire la différence décisive. Une infusion de millefeuille peut par exemple être utilisée pour désinfecter une plaie, tandis que le thé d'écorce de saule peut aider en cas de fièvre et de douleurs. L'argile et la terre médicinale conviennent au traitement des problèmes de peau et des piqûres d'insectes. Rappelez-vous que l'efficacité des remèdes naturels dépend de divers facteurs, tels que la qualité des plantes, la méthode de préparation et l'état de santé individuel. Une documentation soignée et l'élargissement constant de vos connaissances sont donc indispensables.

L'exploration de la médecine sauvage et de la naturopathie est un processus d'apprentissage continu. Soyez conscient des limites de ces méthodes et n'hésitez pas à demander de l'aide professionnelle si nécessaire. Avec la bonne préparation et une évaluation réaliste de vos capacités, vous pouvez cependant tirer parti des connaissances sur le pouvoir de guérison de la nature et améliorer votre autosoin en situation d'urgence. Élargissez constamment vos connaissances et vos compétences pratiques – c'est un investissement dans votre santé et votre sécurité.

3. Médecine de survie en situations extrêmes

Que faire lorsque l'aide médicale n'est pas accessible et que le corps atteint ses limites ? Dans des situations mettant la vie en danger, chaque minute peut décider de la vie ou de la mort - que ce soit dans un froid glacial, une chaleur accablante ou après un contact avec des substances dangereuses. Ce chapitre transmet des connaissances essentielles pour des situations extrêmes où l'aide professionnelle n'est pas disponible. Les techniques et méthodes présentées reposent sur des décennies d'expérience de médecins de la nature et de secouristes. Leur savoir pourrait être le facteur décisif qui sauve des vies dans des moments critiques.

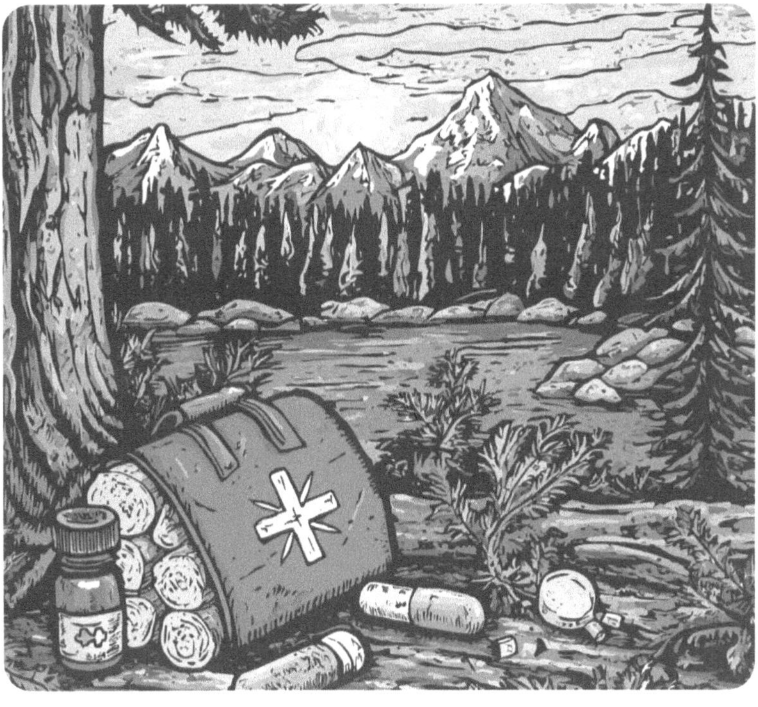

3. 1 Hypothermie et gelures

L'hypothermie et les engelures représentent une menace sérieuse pour la vie et la santé dans des situations extrêmes. La perte de chaleur corporelle entraîne des dysfonctionnements d'organes vitaux et peut, si elle n'est pas traitée, être fatale. Même des engelures apparemment bénignes peuvent causer des dommages permanents et affecter la capacité de survie. Ce chapitre vous fournit les connaissances nécessaires pour reconnaître, éviter ces dangers et réagir correctement en cas d'urgence. Lisez la suite et préparez-vous à survivre dans des conditions glaciales.

En cas de gelures, un réchauffement lent et contrôlé est essentiel pour minimiser les dommages tissulaires.

Maintien de la chaleur

Le maintien de la chaleur est vital pour prévenir l'hypothermie, qui se caractérise par une baisse de la température corporelle en dessous de 35°C [s35]. Le corps régule sa température par des mécanismes complexes qui contrôlent la production et la perte de chaleur [s36]. Les vêtements servent de couche d'isolation, réduisant la perte de chaleur vers l'environnement. Plusieurs couches fines isolent plus efficacement qu'une épaisse, car l'air entre les couches offre une isolation supplémentaire. Ainsi, une combinaison de sous-vêtements techniques, d'une veste en polaire et d'une veste extérieure imperméable peut être plus efficace qu'un épais pull en laine. En cas d'humidité, les vêtements perdent considérablement leur capacité d'isolation, il est donc important de privilégier des vêtements secs ou de changer rapidement de vêtements mouillés. L'activité physique augmente la production de chaleur, mais doit être dosée pour éviter une transpiration excessive et la perte de chaleur par évaporation [s36]. Le vent accentue la perte de chaleur par convection et refroidissement par évaporation. Un abri contre le vent, qu'il s'agisse d'une barrière naturelle comme un surplomb rocheux ou d'une protection artificielle comme une tente,

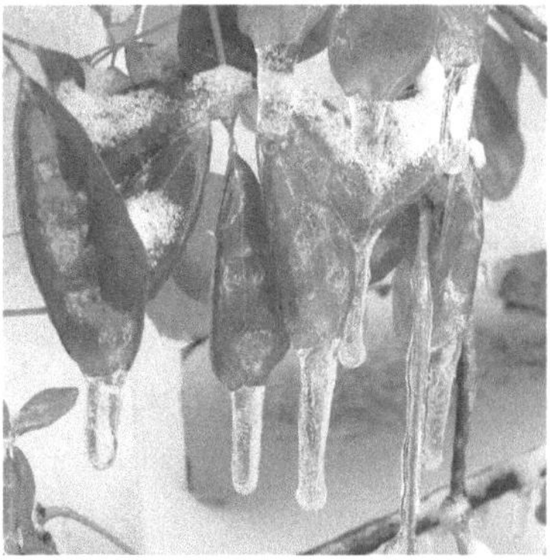

Hypothermie [i48]

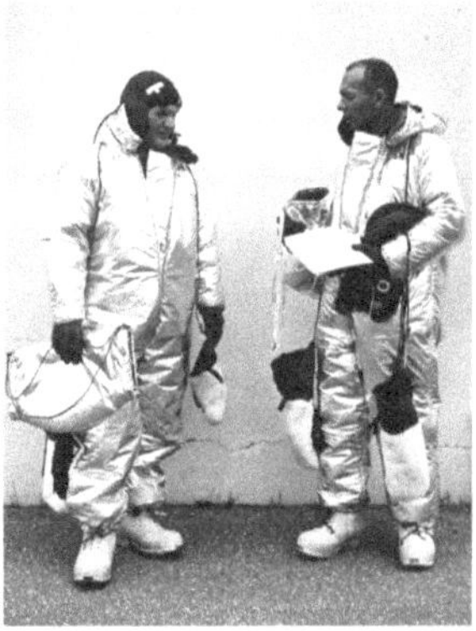

Isolation [i49]

minimise cet effet. La consommation de boissons chaudes et sucrées fournit de l'énergie au corps pour la production de chaleur. Cependant, la consommation d'alcool doit être évitée, car l'alcool dilate les vaisseaux sanguins, augmentant ainsi la perte de chaleur. Un apport calorique insuffisant combiné à une exposition au froid entraîne un déséquilibre entre la perte et la production de chaleur, favorisant l'hypothermie [s37]. Dans le traitement de l'hypothermie, le maintien de la chaleur par des mesures passives telles que des couvertures isolantes est crucial pour prévenir toute perte de chaleur supplémentaire [s38]. Des méthodes de réchauffement actif, comme l'utilisation de sources de chaleur externes ou le chauffage de solutions intraveineuses à 40,0-42,2°C, sont nécessaires dans les cas graves [s38]. En plus du réchauffement, le traitement des complications telles que la coagulopathie et l'insuffisance multiviscérale est essentiel [s35] [s37].

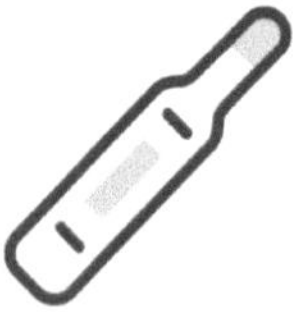

Bon à savoir

Convection

Perte de chaleur due au mouvement de l'air ou de l'eau sur la peau. Le vent peut considérablement renforcer la convection, entraînant un refroidissement plus rapide.

Isolation

Protection contre le froid par des matériaux qui réduisent la perte de chaleur du corps. Les coussins d'air entre plusieurs couches de vêtements augmentent l'effet isolant.

Insuffisance multiviscérale

État mettant la vie en danger, où plusieurs organes cessent simultanément de fonctionner. Peut survenir à la suite d'une hypothermie sévère.

Refroidissement par évaporation

Refroidissement du corps causé par l'évaporation de l'humidité, par exemple, la sueur ou l'humidité sur la peau. Cet effet est amplifié par le vent.

Température corporelle centrale pendant l'hypothermie

Baisse de la température corporelle centrale au fil du temps en cas d'exposition au froid.

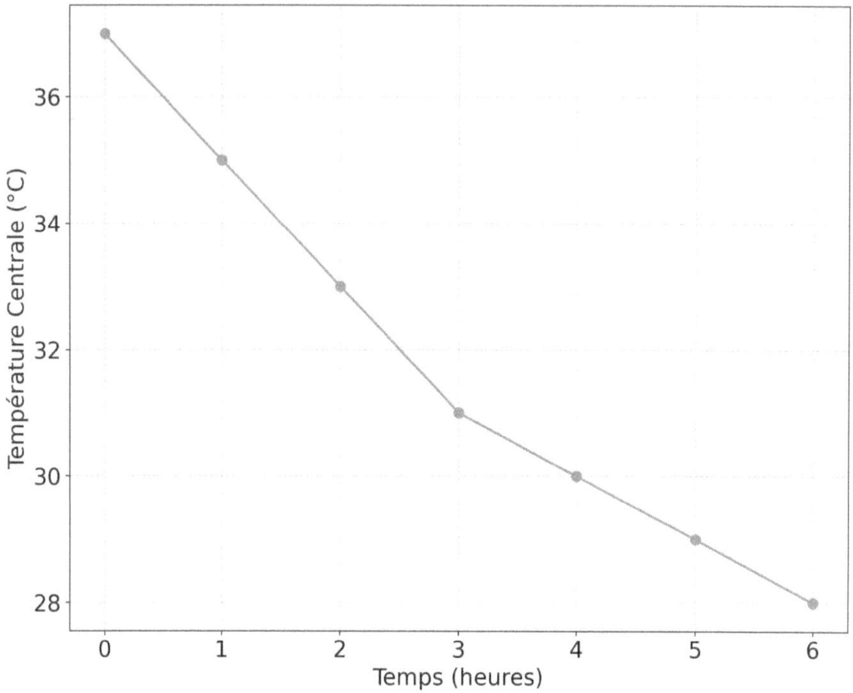

Ce graphique illustre la progression dangereuse de l'hypothermie. La baisse initiale rapide de la température corporelle centrale souligne l'importance d'une intervention précoce. À mesure que l'hypothermie progresse, le rythme de baisse de la température ralentit, mais le risque de complications graves, notamment la perte de conscience et l'arrêt cardiaque, augmente considérablement. Maintenir la température corporelle centrale est crucial pour la survie en milieu froid.

Techniques de réchauffement

Les techniques de réchauffement en cas d'hypothermie et de gelures dépendent de la situation et vont des mesures simples aux procédures invasives. En cas de légère hypothermie et de gelures superficielles (Frostnip – premiers signes d'une gelure locale), le traitement se concentre sur le réchauffement externe passif. Cela implique de se rendre dans un endroit protégé et chaud, d'enlever les vêtements humides et de s'envelopper dans des couvertures sèches ou des couvertures de survie spéciales [s39] [s40]. Entre autres, un contact corporel avec une personne chaude peut fournir de la chaleur supplémentaire. En cas d'hypothermie modérée à sévère, des mesures externes actives sont nécessaires [s39]. Celles-ci incluent l'utilisation de packs ou de bouteilles de chaleur – notamment dans les zones des aisselles et de l'aine – ainsi que l'administration de boissons chaudes et sucrées [s40]. Les méthodes de réchauffement internes, telles que le réchauffement et l'humidification de l'air respiré ou les perfusions de liquides chauds (40,0-42,2°C), sont réservées aux patients présentant une hypothermie réfractaire au traitement ou un arrêt cardiaque [s39] [s41]. Dans les cas particulièrement graves, des techniques invasives extracorporelles, telles que l'hémodialyse ou le bypass cardiopulmonaire, sont utilisées, permettant une augmentation rapide et

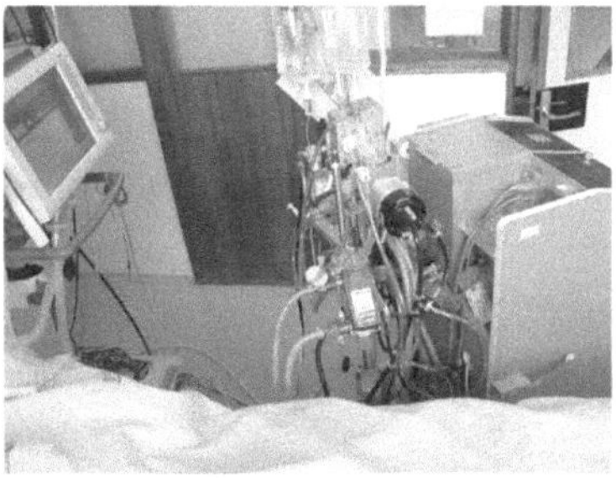

Oxygénation par membrane extracorporelle [i50]

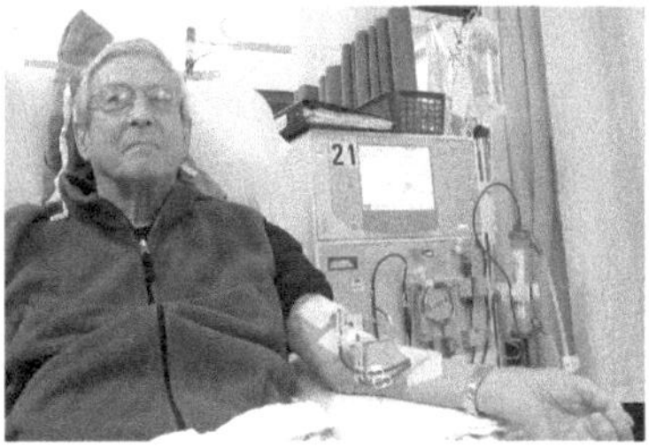

Hémodialyse [i51]

efficace de la température du sang [s39] [s41]. L'oxygénation par membrane extracorporelle (ECMO) est la méthode de choix [s41]. Les gelures locales sont idéalement décongelées dans un bain d'eau à une température de 37-39°C après avoir enlevé les vêtements mouillés et protégé le tissu affecté [s40]. Il est important que le réchauffement soit lent et contrôlé afin de minimiser les dommages aux tissus [s42]. Pour les gelures de premier degré (Frostnip), le réchauffement à l'air ou par contact cutané peut également être suffisant [s42].

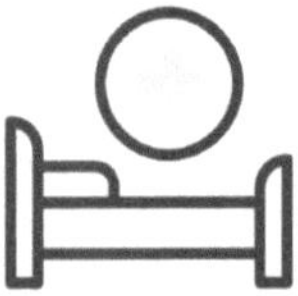

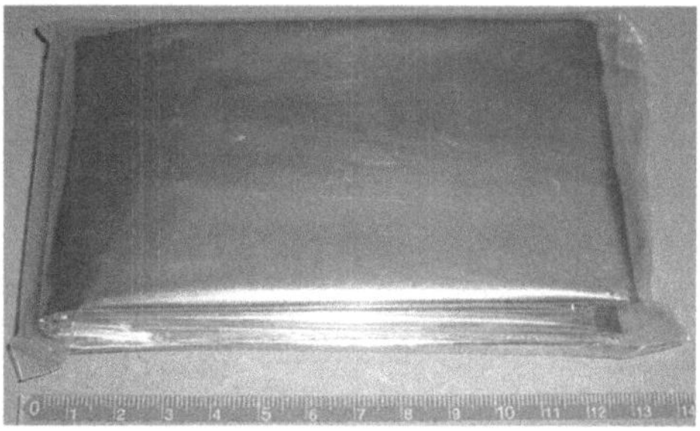

couverture de survie [i52]

Bon à savoir

Bypass cardiopulmonaire
Machine qui prend en charge la fonction du cœur et des poumons pendant une opération. Peut également être utilisée pour le réchauffement en cas d'hypothermie sévère.

Gelures
Dommages aux tissus corporels causés par le gel. Le traitement dépend de la gravité de la gelure.

Réchauffement externe passif
Méthode d'augmentation de la température corporelle qui utilise des sources de chaleur externes comme des couvertures ou la chaleur corporelle, sans mesures actives comme des packs de chaleur.

Méthodes de réchauffement internes
Procédures pour réchauffer le corps de l'intérieur, par exemple par inhalation d'air chaud et humide ou perfusions de liquides chauds.

Techniques invasives extracorporelles
Procédures médicales où le sang est traité en dehors du corps, par exemple l'hémodialyse ou ECMO. Utilisées en cas d'hypothermie sévère.

Efficacité des techniques de réchauffement

Comparaison des méthodes de réchauffement

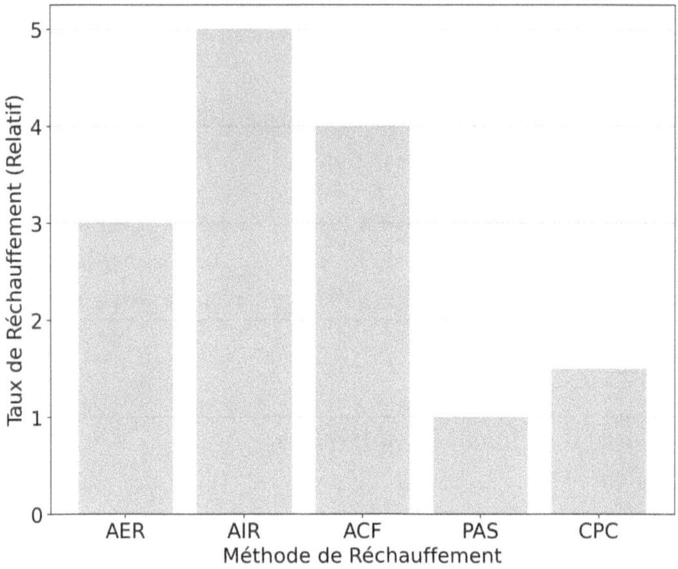

ACF: Réchauffement par air forcé

AIR: Réchauffement Interne Actif (ex: liquides IV chauds, lavage gastrique)

PAS: Réchauffement Passif (ex: couvertures)

AER: Réchauffement Externe Actif (ex: bain chaud, coussins chauffants)

CPC: Contact Peau à Peau

Le réchauffement passif est généralement plus lent mais plus sûr pour l'hypothermie légère. Le réchauffement externe actif fournit un apport de chaleur plus rapide mais nécessite une surveillance attentive pour éviter les brûlures. Le réchauffement interne actif est le plus rapide mais réservé aux cas graves en raison de sa nature invasive et de ses complications potentielles.

Protection contre les dommages causés par le froid

La protection contre les dommages causés par le froid nécessite une compréhension des facteurs de risque et la mise en œuvre de mesures préventives. Les personnes âgées, dont la perception du froid diminue avec l'âge, sont particulièrement vulnérables [s43]. Les personnes souffrant de certaines maladies préexistantes, telles que des troubles circulatoires ou le diabète, sont également plus susceptibles [s44]. Le choix des vêtements joue un rôle crucial : plusieurs couches fines emprisonnant l'air offrent une isolation plus efficace qu'une seule épaisse [s43]. Une couche extérieure imperméable protège contre l'humidité, qui réduit considérablement l'effet isolant des vêtements. Un bonnet, une écharpe et des gants minimisent la perte de chaleur par la tête et les extrémités. Un exemple serait une combinaison de sous-vêtements techniques, d'une veste en polaire, d'une doudoune et d'une veste imperméable. Les coussins chauffants chimiques dans les gants ou les chaussures peuvent offrir une protection supplémentaire, tant qu'ils ne compromettent pas la circulation sanguine [s45]. Une alimentation adéquate et une hydratation suffisante sont également essentielles pour maintenir la production de chaleur corporelle [s44]. Les pieds sont particulièrement sensibles aux dommages causés par le froid sans gel, il est donc conseillé de changer régulièrement de chaussettes sèches par temps humide [s46]. Après un dommage causé par le froid, la sensibilité au froid peut rester accrue pendant jusqu'à un an, rendant des précautions continues indispensables [s44]. Les produits de soin de la peau n'offrent pas de protection prouvée contre les engelures [s44]. Aux premiers signes d'engelures, tels que rougeurs ou douleurs, la zone touchée doit être immédiatement protégée du froid et réchauffée lentement, par exemple par contact corporel, mais pas par frottement [s43] [s47]. En cas de douleurs persistantes ou d'apparition de symptômes tels que formation de cloques, une assistance médicale est nécessaire.

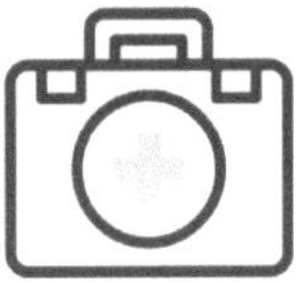

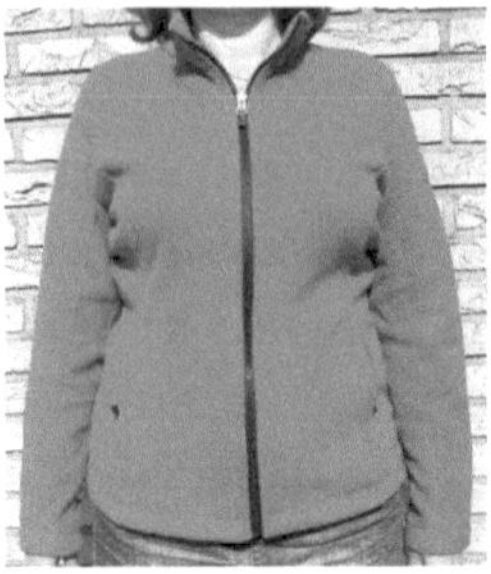

Veste polaire [i53]

Répartition des engelures

Répartition des blessures liées au froid.

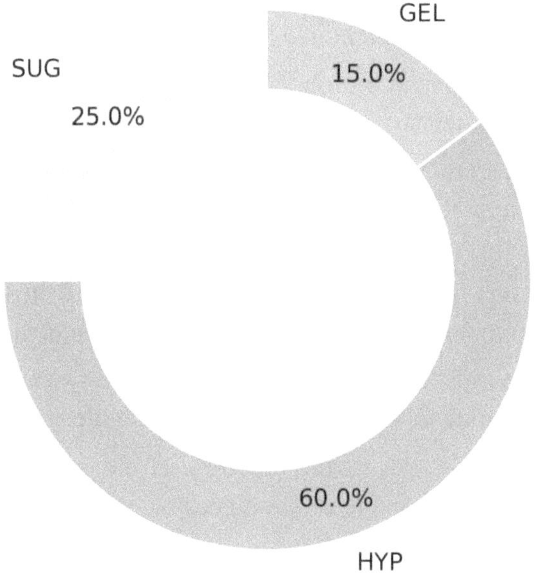

- GEL: Engelures profondes
- HYP: Hypothermie
- SUG: Engelures superficielles

L'hypothermie représente une plus grande proportion des blessures par temps froid que les engelures superficielles et les engelures profondes combinées. Cela souligne l'importance de reconnaître et de traiter rapidement l'hypothermie, car elle peut mettre la vie en danger. Bien que les cas d'engelures soient moins nombreux, ils représentent toujours un risque important et nécessitent des soins appropriés pour prévenir les dommages à long terme.

Conseils concrets

- Isoliez-vous du sol froid en construisant un support avec des feuilles, des branches ou vos vêtements de rechange.
- Utilisez la puissance du soleil : alignez votre corps vers le soleil pour absorber de la chaleur supplémentaire.
- Cherchez refuge dans des igloos de neige ou des forêts denses de conifères – ceux-ci offrent une isolation naturelle.
- Respirez lentement et profondément dans vos mains jointes pour réchauffer l'air que vous respirez et vos mains.
- Bougez régulièrement vos doigts et vos orteils, même avec des vêtements apparemment chauds, pour favoriser la circulation sanguine.
- Partagez votre chaleur corporelle : blottissez-vous étroitement avec d'autres personnes pour vous réchauffer mutuellement.
- Buvez par petites gorgées de l'eau tiède, même si vous n'avez pas soif, pour maintenir votre température corporelle stable.
- Massez doucement les parties du corps refroidies, en commençant par les extrémités, vers le centre du corps.
- Vérifiez régulièrement la couleur de la peau sur le nez, les oreilles et les joues pour détecter des taches blanches – un signe d'engelures.
- Enveloppez les parties du corps touchées par les engelures de manière lâche dans un tissu – ne frottez jamais !
- Mangez des aliments riches en énergie comme des noix ou des fruits secs pour stimuler la production de chaleur de votre corps.

3. 2 Urgences liées à la chaleur

Les urgences liées à la chaleur représentent une menace sérieuse en situations extrêmes. Les complications possibles vont du coup de soleil au coup de chaleur, pouvant dans le pire des cas entraîner des lésions organiques et la mort. Un diagnostic correct et une réaction rapide sont essentiels pour éviter des dommages irréversibles. Ce chapitre vous transmet les connaissances nécessaires pour agir efficacement et sauver des vies dans de telles situations.

L'absence de transpiration par temps chaud est un signal d'alarme et indique un coup de chaleur potentiellement mortel, tandis qu'une transpiration excessive est plutôt indicative d'un coup de chaleur léger, une étape préliminaire qui doit néanmoins être prise au sérieux.

Coup de chaleur et insolation

L'insolation et le coup de chaleur sont deux urgences liées à la chaleur, distinctes mais étroitement liées. L'insolation se produit par une exposition directe au soleil sur la tête et le cou, ce qui irrite les méninges. Les symptômes typiques incluent des maux de tête, des nausées, des vertiges et un visage rouge et chaud. En revanche, le coup de chaleur est une surchauffe corporelle potentiellement mortelle qui se produit lorsque le corps ne peut plus réguler sa température [s48]. La température corporelle augmente rapidement au-dessus de 40,5 °C [s49], ce qui peut entraîner des lésions organiques graves et, dans le pire des cas, la mort. Contrairement à l'insolation, qui se développe généralement lentement, le coup de chaleur peut survenir soudainement.

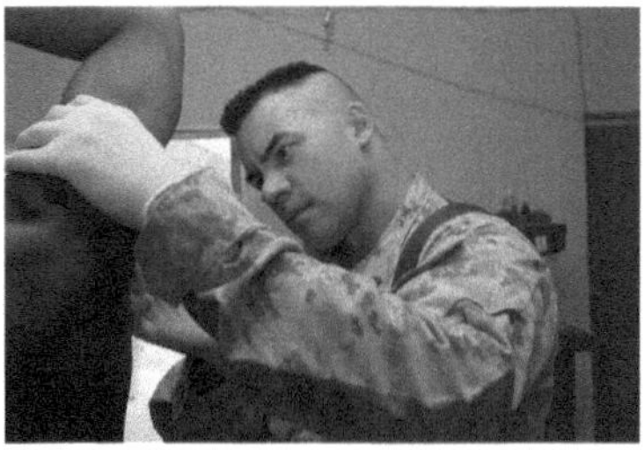

aisselles [i54]

Le coup de chaleur se manifeste par divers symptômes, notamment confusion, troubles de la conscience, convulsions et absence de transpiration [s50]. Alors que lors de l'épuisement par la chaleur, une phase précoce du coup de chaleur, la transpiration est encore abondante, elle est souvent absente lors du coup de chaleur [s51]. Cette différence est cruciale pour un diagnostic rapide. En cas de suspicion de coup de chaleur, il est impératif d'alerter immédiatement les services d'urgence et de fournir les premiers secours. Les personnes concernées doivent être déplacées dans un endroit frais et ombragé, et leurs vêtements doivent être desserrés. Refroidissez le corps avec des serviettes humides ou des packs de glace, en particulier au niveau du cou, des aisselles et de l'aine. Donnez à la personne, si elle est consciente, de petites quantités d'eau fraîche à boire. Un refroidissement rapide du corps est la mesure la plus importante pour abaisser la température et prévenir les lésions organiques [s49]. Par exemple, plonger les pieds dans de l'eau froide peut déjà être une méthode efficace pour un refroidissement rapide. Il existe deux formes de coup de chaleur : le coup de chaleur classique et le coup de chaleur d'effort [s50]. Le coup de chaleur classique touche plus souvent les personnes âgées souffrant de maladies chroniques, tandis que le coup de chaleur d'effort se produit chez des personnes en bonne santé qui s'exercent physiquement par temps chaud. Les facteurs de risque pour les maladies liées à la chaleur incluent, en plus de l'âge et des antécédents médicaux, une humidité élevée, un effort physique et la prise de certains médicaments [s49]. Par conséquent, les personnes exposées à ces facteurs de risque doivent être particulièrement vigilantes et prendre des mesures préventives. Cela inclut une hydratation adéquate, le port de vêtements légers et aérés, et l'évitement d'activités épuisantes pendant les heures les plus chaudes de la journée [s49]. Le refroidissement régulier du corps par des douches ou des bains froids peut également aider à réguler la température corporelle et à prévenir un coup de chaleur. La détection et le traitement précoces du coup de chaleur sont essentiels pour éviter des dommages permanents ou la mort [s48]. Une vigilance clinique élevée, en particulier par temps extrême, est donc indispensable.

Répartition des symptômes : coup de chaleur vs. épuisement par la chaleur

Symptômes les plus fréquents du coup de chaleur et de l'épuisement par la chaleur.

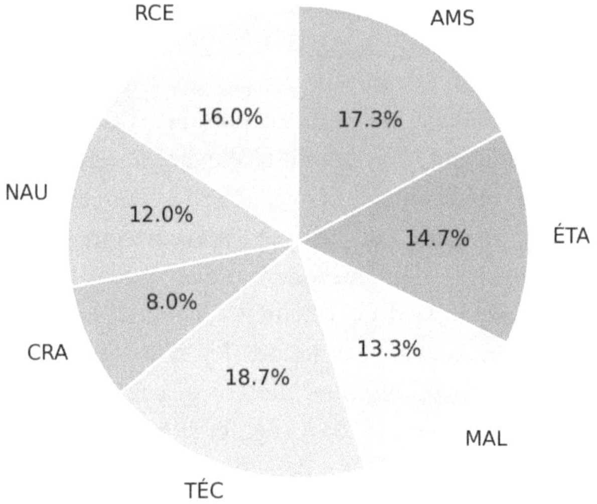

AMS: Altération de l'état mental (confusion, convulsions)

CRA: Crampes musculaires/Spasmes

ÉTA: Étourdissements/Faiblesse

MAL: Maux de tête

NAU: Nausées/Vomissements

RCE: Rythme cardiaque rapide

TÉC: Température corporelle élevée (40°C ou plus)

Ce graphique met en évidence les principales différences dans la présentation des symptômes entre le coup de chaleur et l'épuisement par la chaleur. La prévalence significativement plus élevée de l'élévation de la température corporelle et de l'altération de l'état mental dans le coup de chaleur souligne la gravité et l'urgence de cette condition. Bien que les deux affections partagent des symptômes tels que les maux de tête et les nausées, la présence ou l'absence d'élévation de la température corporelle et de symptômes neurologiques permet de distinguer entre les deux, ce qui permet d'orienter le traitement approprié.

Prévention de la déshydratation

La déshydratation, c'est-à-dire un manque de liquide dans le corps, augmente le risque de troubles liés à la chaleur et doit donc être évitée à tout prix [s52]. Une hydratation adéquate est la mesure la plus importante pour maintenir l'équilibre hydrique. L'eau est la boisson de choix, mais les jus de fruits ou des boissons électrolytiques spécifiques peuvent également compenser la perte de liquide [s53]. L'alcool et les boissons contenant de la caféine, en revanche, favorisent la déshydratation et doivent donc être évités [s53]. La température ambiante influence également les besoins en liquide. Par temps particulièrement chaud, il est conseillé de chercher refuge dans des espaces climatisés, notamment dans des centres commerciaux ou des bibliothèques, lorsque son propre logement se réchauffe considérablement [s53]. De plus, on peut essayer de garder les pièces fraîches en réduisant par exemple l'utilisation du four et en gardant les fenêtres et les rideaux fermés pendant la journée [s53]. En plus de ces mesures générales, il existe des recommandations spécifiques pour certains groupes de personnes. Les personnes âgées, par exemple, ressentent souvent une diminution de la soif et devraient donc boire de manière consciente et régulière, même sans avoir soif [s54]. Les enfants, quant à eux, sont également plus à risque de déshydratation, car ils ont une plus grande surface corporelle par rapport à leur poids et transpirent moins [s54]. Les sportifs, pour leur part, doivent particulièrement surveiller leur équilibre hydrique et boire suffisamment avant, pendant et après l'entraînement [s55]. Ils peuvent contrôler leur état d'hydratation en vérifiant la couleur de leur urine [s55]. Dans des environnements chauds ou lors d'activités entraînant une transpiration excessive, il peut être judicieux d'ajouter un peu de sel à la boisson pour compenser la perte de sel due à la transpiration [s54]. Un truc simple pour un refroidissement rapide et une hydratation peut être de boire de l'eau froide tout en plongeant les pieds dans de l'eau froide.

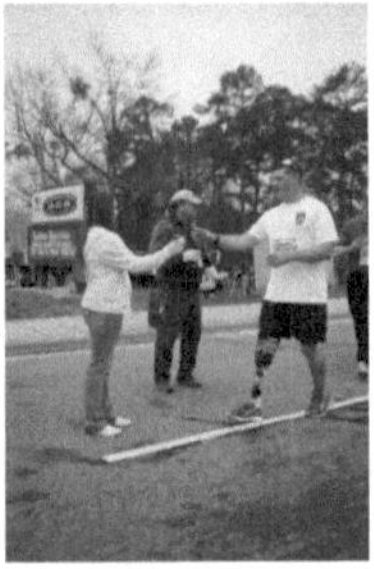

Boisson électrolytique [i55]

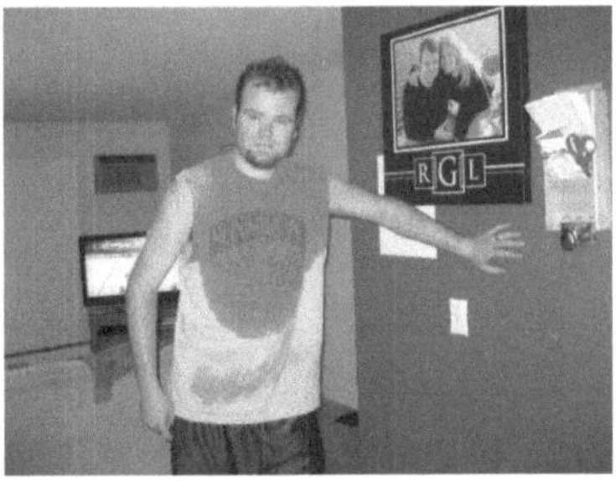

Transpirer [i56]

Bon à savoir

Boissons électrolytiques

Boissons contenant des électrolytes tels que le sodium et le potassium, qui sont perdus par la transpiration. Elles aident à rétablir l'équilibre hydrique et électrolytique, ce qui est particulièrement important en cas de stress thermique pour prévenir les crampes musculaires et d'autres problèmes liés à la chaleur.

État d'hydratation

Fait référence à la teneur en liquide du corps. Un état d'hydratation optimal est crucial pour la performance physique et le bien-être, en particulier dans des environnements chauds, afin de prévenir les maladies liées à la chaleur.

Besoins en liquides après l'activité

Besoins en liquides estimés en fonction du niveau d'activité et de la durée.

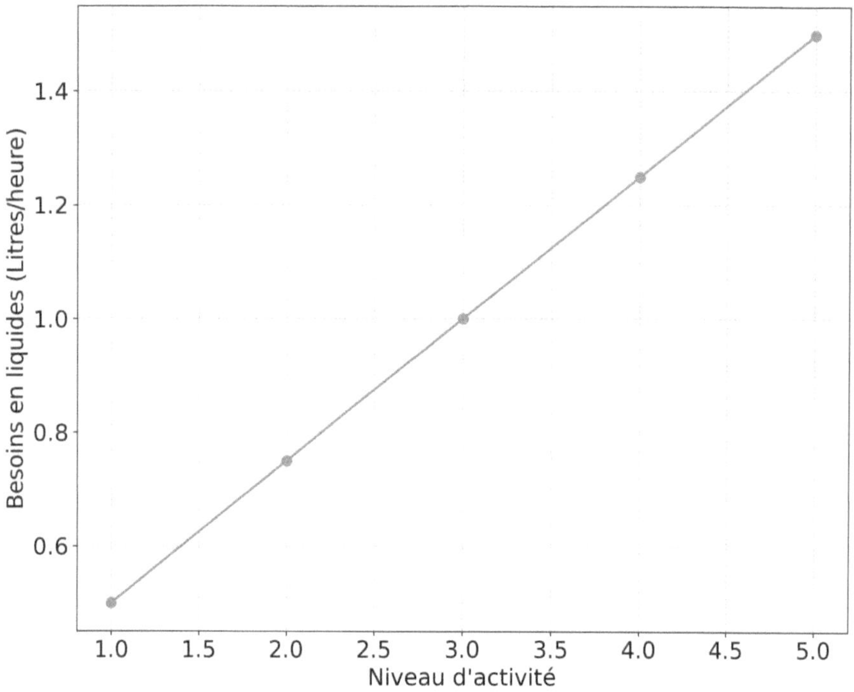

Les activités d'intensité et de durée plus élevées nécessitent un apport hydrique plus important pour compenser les pertes de sueur et maintenir l'hydratation. Ignorer ces besoins accrus peut entraîner une déshydratation, ce qui a un impact sur les performances et augmente le risque de maladies liées à la chaleur. Renouveler les liquides de manière proactive est essentiel pour la récupération et la prévention des conséquences négatives sur la santé.

Stabilisation de la circulation

La stabilisation de la circulation est vitale en cas d'urgences liées à la chaleur, notamment lors d'un coup de chaleur. En plus du refroidissement immédiat du corps, le maintien d'une circulation sanguine stable joue un rôle crucial pour prévenir les lésions organiques. Un effondrement circulatoire peut survenir lorsque le corps n'est plus capable de transporter suffisamment de sang vers les organes vitaux en raison de la chaleur et de la perte de liquides. En cas d'effondrement circulatoire, la personne concernée doit être immédiatement placée en position couchée pour améliorer le flux sanguin vers le cerveau. Parallèlement, une administration rapide de liquides par voie intraveineuse est essentielle pour augmenter le volume sanguin circulant et stabiliser la pression artérielle. Par exemple, chez un patient présentant une pression artérielle basse à la suite d'un coup de chaleur, une perfusion de solution saline isotonique peut être nécessaire. La surveillance des paramètres vitaux, tels que la fréquence cardiaque et la pression artérielle, est cruciale pendant le traitement pour évaluer l'efficacité des mesures et les ajuster si nécessaire. De plus, il est important de s'assurer que la respiration de la personne concernée est maintenue et d'administrer de l'oxygène si nécessaire. En cas de réactions allergiques sévères, qui peuvent être déclenchées par la chaleur et certains médicaments et qui peuvent également conduire à un effondrement circulatoire, l'administration d'adrénaline dans la cuisse peut être nécessaire. La stabilisation de la circulation est donc un processus complexe qui nécessite des mesures variées selon la cause et la gravité de l'urgence. Dans le cas de blessures traumatiques pouvant survenir en combinaison avec la chaleur, le contrôle des saignements devient primordial. Une identification rapide de la source de la hémorragie et son contrôle par des bandages compressifs sont prioritaires. Ainsi, en cas de blessure extrême saignant abondamment, un bandage compressif peut être appliqué tout en passant simultanément un appel d'urgence. Le maintien d'une pression artérielle systolique entre 80 et 100 mmHg doit être visé jusqu'à ce que le saignement soit maîtrisé. De plus, la coagulation sanguine doit être surveillée et éventuellement soutenue par l'administration de plasma. Le traitement des symptômes associés tels que l'hypothermie, l'acidose et les troubles de la coagulation est également important pour le succès du traitement. Des agents hémostatiques locaux peuvent être utilisés en complément des interventions chirurgicales. La stabilisation de la circulation en cas d'urgences liées à la chaleur nécessite donc une approche rapide et coordonnée, adaptée aux besoins individuels de la personne concernée.

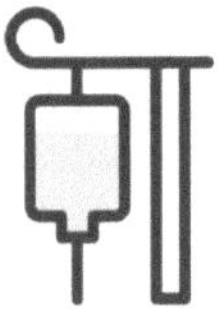

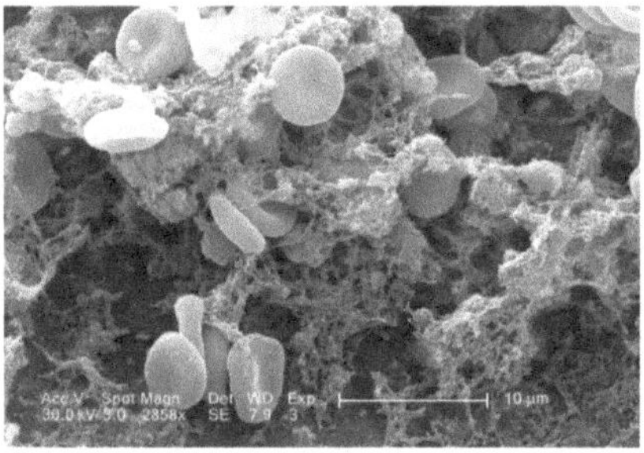

coagulation sanguine [i57]

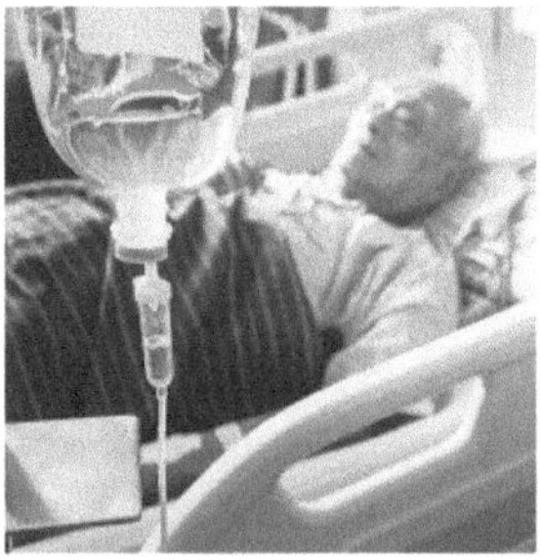

Perfusion intraveineuse [i58]

Pression artérielle systolique

La pression artérielle systolique est la valeur la plus élevée lors de la mesure de la pression artérielle et indique la pression dans les artères lorsque le cœur bat. Le maintien d'une pression artérielle systolique adéquate est important pour assurer la circulation sanguine vers les organes en cas d'urgences liées à la chaleur.

Solution saline isotonique

Une solution saline isotonique a la même concentration en sel que le sang humain et est administrée par voie intraveineuse pour restaurer le volume de liquide dans le corps en cas de déshydratation due à des maladies liées à la chaleur, sans endommager les cellules.

Trouble de la coagulation

Les troubles de la coagulation peuvent être exacerbés par l'épuisement dû à la chaleur et d'autres urgences liées à la chaleur, augmentant ainsi le risque de saignements. Une surveillance et un traitement éventuel des troubles de la coagulation sont donc importants pour éviter des complications.

Stabilisation circulatoire en cas d'urgence thermique

Relation entre la température corporelle, la fréquence cardiaque et l'efficacité de l'intervention en cas de coup de chaleur.

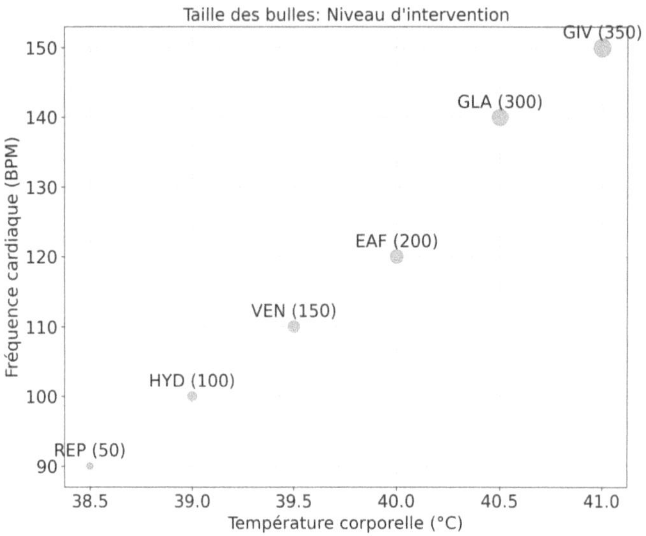

Blasengröße: Niveau d'intervention ((aucun))

EAF: Pulvérisation d'eau froide

GIV: Immersion dans l'eau glacée + IV

GLA: Immersion dans l'eau glacée

HYD: Hydratation

REP: Repos

VEN: Ventilation/Ombre

Des températures corporelles plus élevées sont corrélées à une augmentation de la fréquence cardiaque, ce qui indique une aggravation de la détresse circulatoire. Les mesures de refroidissement agressives sont plus efficaces à des températures plus élevées, comme le montrent les bulles de plus grande taille, ce qui souligne l'urgence d'une intervention en cas de coup de chaleur grave. À mesure que la température corporelle diminue et que la fréquence cardiaque se normalise, des interventions moins intensives sont suffisantes.

Conseils concrets

- Prévenez un coup de chaleur en surveillant la couleur de votre urine : si elle est foncée, buvez immédiatement plus.
- Lors d'un coup de chaleur, ne refroidissez pas seulement les grandes veines, mais enveloppez également les poignets et les chevilles avec des serviettes humides.
- Utilisez de l'eau provenant de ruisseaux ou de rivières pour le refroidissement en cas de coup de chaleur – faites attention au courant et à la qualité de l'eau.
- Construisez un abri contre le soleil avec des branches et des feuilles pour créer de l'ombre en cas de chaleur extrême.
- Aérez la personne touchée par un coup de chaleur avec de grandes feuilles ou des vêtements pour profiter de la fraîcheur par évaporation.
- Imbibez les vêtements de la personne touchée avec de l'urine – l'évaporation refroidit également si aucune eau n'est disponible.
- Cherchez des grottes ou des trous dans le sol : la température plus basse qui y règne peut soulager un coup de chaleur.
- Creusez un trou peu profond à l'ombre en cas de chaleur extrême et de risque de coup de chaleur, puis allongez-vous dedans.
- Profitez de la fraîcheur par évaporation : placez des pierres humides et fraîches sur le front de la personne touchée.
- En cas d'inconscience, vérifiez les voies respiratoires de la personne touchée et mettez-la en position latérale de sécurité.

3. 3 Intoxications et brûlures chimiques

Les intoxications et les brûlures chimiques représentent un danger considérable en situations extrêmes. La distinction entre les plantes toxiques et comestibles est vitale, tout comme la connaissance des mesures de premiers secours appropriées. Des décisions erronées peuvent avoir des conséquences graves, allant de légères irritations à des états mettant la vie en danger. La complexité des différentes toxines et types de brûlures nécessite une compréhension approfondie des symptômes et des options de traitement. De l'identification des plantes toxiques à la prise en charge initiale, en passant par des méthodes spécifiques de désintoxication, chaque détail compte. Ce chapitre vous fournira les connaissances nécessaires pour agir correctement en cas d'urgence et augmenter vos chances de survie. Poursuivez votre lecture et préparez-vous à l'éventualité.

En cas de brûlures dans la cavité buccale et le pharynx, il convient de ne rincer qu'avec de l'eau pendant la phase aiguë, sans donner de lait ni d'autres liquides, car cela pourrait compliquer l'évaluation médicale.

Reconnaître les plantes toxiques

La reconnaissance sûre des plantes toxiques est essentielle dans la nature et lors de la manipulation de végétaux inconnus. L'identification repose sur diverses caractéristiques telles que la forme des feuilles, l'inflorescence, la forme et la couleur des fruits, ainsi que la structure générale de la plante. Notez que des similitudes entre les plantes comestibles et toxiques peuvent être trompeuses. Par exemple, les feuilles du toxique ciguë ressemblent à celles du persil. Ne vous fiez donc jamais uniquement aux caractéristiques visuelles, mais utilisez des sources d'information supplémentaires telles que des livres spécialisés ou des applications de détermination des plantes. Documentez les caractéristiques remarquables avec des photos et des descriptions détaillées. La connaissance des familles de plantes toxiques typiques peut faciliter l'identification. Les ombellifères (Apiaceae), par exemple, contiennent à la fois des espèces comestibles comme la carotte et le fenouil, ainsi que des espèces hautement toxiques comme la ciguë tachetée. Les euphorbes (Euphorbiaceae) sont également connues pour leur toxicité. Le latex de l'euphorbe *Euphorbia tirucalli* peut provoquer des irritations en cas de contact cutané et des dommages graves allant jusqu'à la cécité en cas de contact oculaire. [s56] Rincez immédiatement à l'eau ou avec une solution saline en cas de contact oculaire et consultez un médecin. [s56] Des problèmes rénaux peuvent également être causés par des plantes toxiques. [s57] En particulier lors de l'utilisation de médecine traditionnelle à base de plantes, la fonction rénale doit être surveillée. [s57] Des indications supplémentaires sont fournies par l'emplacement et l'environnement de la

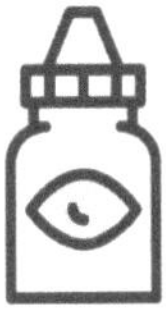

plante. Certaines espèces prospèrent de préférence dans des endroits ombragés et humides, d'autres sur des sols ensoleillés et secs. La présence de certains insectes ou des dommages à la plante peuvent également permettre de tirer des conclusions sur l'espèce. En cas de doute : évitez tout contact avec des plantes inconnues. Ne consommez jamais de plantes dont vous ne pouvez pas confirmer clairement l'innocuité. Lavez-vous soigneusement les mains après avoir touché des plantes. En cas de soupçon d'intoxication, consultez immédiatement un médecin.

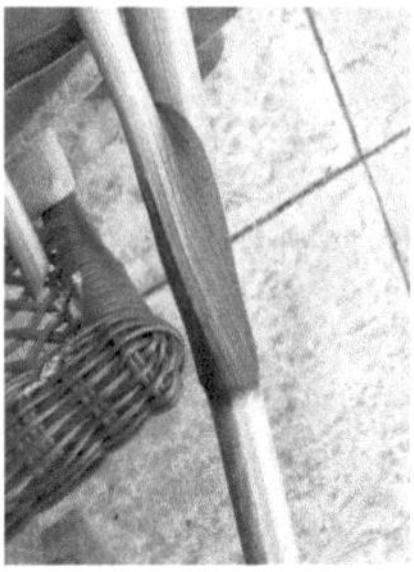

Ombellifère [i59]

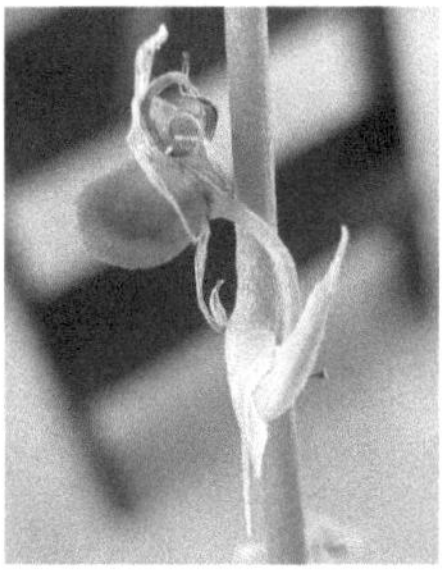

Forme du fruit [i60]

Euphorbia tirucalli

Le latex de *Euphorbia tirucalli* est fortement irritant pour la peau et peut causer des blessures graves en cas de contact oculaire. Les symptômes d'une intoxication incluent des brûlures, des rougeurs, des gonflements et des douleurs. En cas d'ingestion, des nausées, des vomissements et des troubles gastro-intestinaux peuvent survenir.

Médecine traditionnelle à base de plantes

L'utilisation de plantes et d'herbes pour traiter des maladies et des blessures. Bien que certaines herbes aient des avantages médicaux, d'autres peuvent être toxiques ou provoquer des effets secondaires indésirables. Une identification et une application soigneuses sont essentielles.

Ombellifères

La famille des ombellifères (Apiaceae) comprend à la fois des plantes comestibles et hautement toxiques. La distinction nécessite des connaissances précises sur les différentes espèces. En raison du risque de confusion avec des sosies toxiques, la prudence est de mise.

Niveaux de toxicité des plantes

Niveaux de toxicité des plantes toxiques courantes.

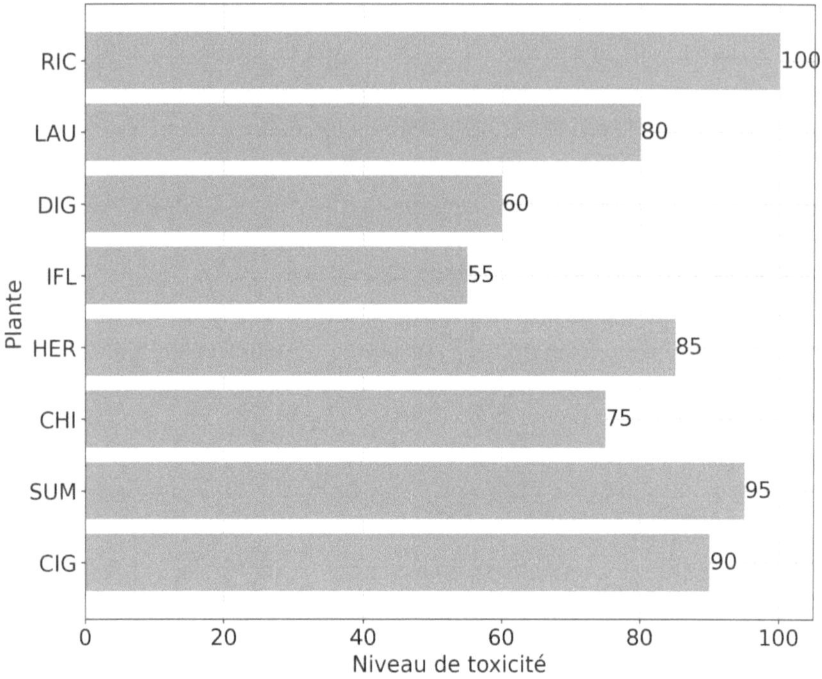

CHI: Ciguë aquatique

CIG: Ciguë

DIG: Digitale

HER: Herbe à la puce

IFL: If Laurier

LAU: Laurier-rose

RIC: Ricin

SUM: Sumac vénéneux

Le graphique met en évidence les différents niveaux de toxicité de différentes espèces végétales. Les plantes hautement toxiques représentent une menace importante nécessitant des soins médicaux immédiats, tandis que les plantes moyennement toxiques peuvent encore provoquer des effets indésirables. Les plantes à faible toxicité peuvent causer une légère gêne, et celles classées comme non toxiques présentent un risque minime. Comprendre ces niveaux est essentiel pour une évaluation et un traitement appropriés des risques dans des scénarios d'empoisonnement potentiel.

Premières mesures

Les premières mesures en cas d'intoxications et de brûlures se concentrent sur la minimisation des dommages supplémentaires et la stabilisation de la personne affectée. Éloignez immédiatement la personne de la zone de danger, que ce soit par séparation spatiale des vapeurs toxiques () ou par le retrait des vêtements contaminés en cas de contact cutané (). En cas de brûlures, refroidissez rapidement la zone touchée avec de l'eau entre 10 et 20°C pour limiter les dommages tissulaires (). Cependant, une température trop basse peut entraîner d'autres complications. Le maintien des voies respiratoires et de la circulation est la priorité absolue (). Assurez-vous des voies respiratoires en cas de signes de détresse respiratoire, comme une salivation excessive ou des modifications de la voix (). En cas de symptômes de choc, établissez des accès veineux larges et administrez des liquides par voie intraveineuse (). En cas de brûlures graves, une administration de cristalloïdes isotoniques est essentielle pour éviter un choc hypovolémique (). La décontamination est une étape importante. En cas de contact cutané avec de l'hydrofluorure, rincez immédiatement la zone touchée avec beaucoup d'eau ou, si disponible, une solution de gluconate de calcium à 5-10% (). Le gluconate de calcium, sous forme de gel ou de solution, sert d'antidote et doit être appliqué directement sur la peau affectée (). Si la substance corrosive a été ingérée, rincez la bouche avec de l'eau ou une solution de gluconate de calcium. Ne provoquez pas de vomissements (). En cas de brûlures dans la cavité buccale et le pharynx, les substances solides adhèrent plus facilement aux muqueuses, tandis que les liquides atteignent plus rapidement l'œsophage et l'estomac, où ils peuvent causer des dommages plus importants (). Un lavage gastrique n'est pas recommandé dans de tels cas, car cela peut entraîner des vomissements et une nouvelle exposition de l'œsophage (). Au lieu de cela, du charbon actif ou de la terre de Fuller peut être administré pour minimiser la résorption supplémentaire (). Les tentatives de neutralisation des acides ou des bases sont contre-indiquées en raison des possibles réactions exothermiques (). Après la stabilisation du patient, la consultation d'un centre antipoison ou d'un toxicoloque est essentielle ().

Ces experts peuvent fournir des recommandations spécifiques basées sur le type de poison ou de substance corrosive. En cas de dommages par inhalation, l'administration d'oxygène à 100% et l'humidification des voies respiratoires sont indiquées pour soulager les symptômes d'irritation (). Les bronchodilatateurs peuvent être utilisés en cas de bronchospasmes, et en cas de blessures graves au larynx, une intubation précoce peut être nécessaire (). La surveillance des symptômes retardés, en particulier après exposition à des irritants peu solubles dans l'eau, est importante, car ceux-ci peuvent apparaître 12 à 72 heures plus tard (). Un examen endoscopique dans les 12-24 heures suivant l'exposition, au plus tard dans les 48 heures, permet d'évaluer et de classer la blessure et influence le traitement ultérieur (,). En cas de brûlures graves, une nutrition parentérale ou une jejunostomie pour la nutrition entérale peut être nécessaire (). De plus, des mesures de soutien telles qu'une administration de liquides isotoniques en cas de déshydratation, un refroidissement en cas d'hyperthermie et des antiémétiques en cas de nausées et de vomissements peuvent être nécessaires (). En cas d'intoxications au paraquat, le pronostic peut être évalué par les concentrations plasmatiques, les tests de dithionite dans les urines et le plasma, ainsi que par des caractéristiques cliniques. Le traitement par charbon actif ou terre de Fuller doit commencer dans les 2-4 heures suivant l'ingestion (). La fonction rénale doit être surveillée, en particulier lors de l'utilisation de médecines traditionnelles à base de plantes, car certaines plantes peuvent causer des dommages rénaux.

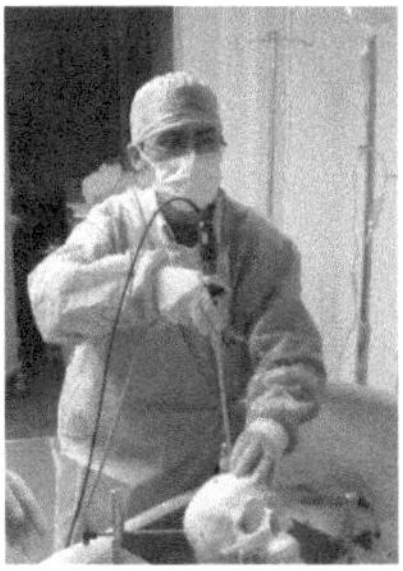

Examen endoscopique [i61]

Bon à savoir

Choc hypovolémique

Un état potentiellement mortel causé par une perte importante de liquide, par exemple en cas de brûlures. Il entraîne une chute de la pression artérielle et une diminution de l'apport en oxygène aux organes.

Cristalloïdes isotoniques

Solutions liquides ayant une concentration similaire de substances dissoutes à celle du plasma sanguin. Elles sont administrées par voie intraveineuse pour compenser la perte de liquide en cas de brûlures.

Examen endoscopique

Un examen des organes internes à l'aide d'un endoscope, un tube flexible avec une caméra. En cas de brûlures, cela peut aider à évaluer le degré de dommage à l'œsophage et à l'estomac.

Nutrition parentérale

L'alimentation artificielle par infusion de solutions nutritives directement dans la circulation sanguine, lorsque le tractus digestif ne peut pas être utilisé, par exemple en cas de brûlures graves.

Réaction exothermique

Une réaction chimique qui libère de la chaleur. Lors de la neutralisation d'acides ou de bases, cela peut entraîner des brûlures.

Efficacité des mesures de premiers secours en cas d'intoxication/brûlures chimiques

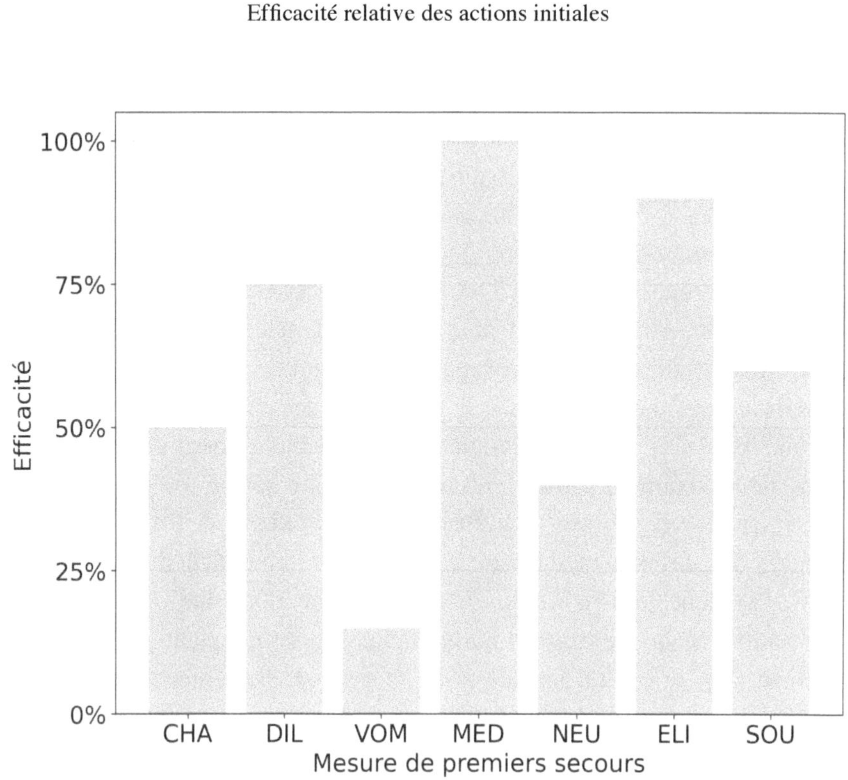

CHA: Charbon actif (si indiqué)
DIL: Dilution (eau pour la peau)
ELI: Éliminer le contaminant (peau/yeux)
MED: Assistance médicale (toujours consulter)
NEU: Neutralisation (si applicable et sûr)
SOU: Soins de soutien (ABC, surveillance)
VOM: Faire vomir (généralement à éviter)

L'élimination du contaminant est cruciale et présente la plus grande efficacité. Bien que les soins de soutien soient importants, ils sont moins efficaces en eux-mêmes. Les tentatives de neutralisation montrent une efficacité moindre et soulignent le risque d'une application incorrecte. Il est généralement déconseillé de faire vomir en raison des complications potentielles et du bénéfice limité, comme le reflète sa faible efficacité.

Méthodes de détoxication

Les méthodes de détoxication visent à éliminer les toxines du corps ou à minimiser leurs effets. Différentes procédures sont utilisées, en fonction de la toxine et de son mode d'entrée. Lors de la détoxication des métaux lourds, le corps transforme des composés inorganiques nocifs en formes moins toxiques et éliminables. [s58] L'arsenic, par exemple, est méthylé, tandis que le plomb déclenche des réactions de stress oxydatif qui mettent à mal les mécanismes antioxydants de l'organisme. [s58] Le mercure s'accumule dans la chaîne alimentaire et nuit particulièrement au système nerveux. [s58] Le cadmium, en revanche, s'accumule dans les organes, principalement dans les reins, et provoque des intoxications aiguës et chroniques. [s58] L'aluminium, sans fonction biologique, peut avoir des effets neurotoxiques, surtout en cas de fonction rénale altérée. [s58] Le fer, essentiel en petites quantités, devient toxique à fortes doses et entraîne des lésions cellulaires. [s58] Une surveillance de la fonction rénale est donc indispensable en cas d'intoxication, mais aussi lors de l'utilisation de la médecine traditionnelle à base de plantes. En cas de brûlures dans la cavité buccale et le pharynx, le traitement se concentre sur la dilution rapide de l'agent corrosif par un rinçage à l'eau. Contrairement à une idée reçue, le lait ou d'autres liquides ne doivent pas être administrés en phase aiguë, car leur efficacité n'est pas prouvée et ils peuvent compliquer l'évaluation des dommages par le médecin. [s59] Un lavage gastrique ou l'induction de vomissements sont contre-indiqués en cas de brûlures, car ils peuvent à nouveau

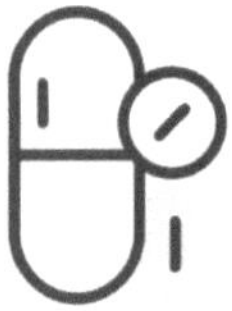

endommager l'œsophage. [s59] Au lieu de cela, comme pour certaines intoxications, des adsorbants tels que le charbon actif ou la terre de Fuller peuvent être administrés pour réduire l'absorption des toxines dans le tractus gastro-intestinal. En cas d'exposition au gaz chloré, l'éloignement de la personne affectée de l'environnement contaminé est primordial. [s60] Le traitement est principalement de soutien et se concentre sur la sécurisation des voies respiratoires et l'administration d'oxygène. [s60] Il n'existe pas d'antidote spécifique. [s60] À l'instar du traitement des brûlures, un lavage gastrique est également contre-indiqué en cas d'intoxication au chlore.

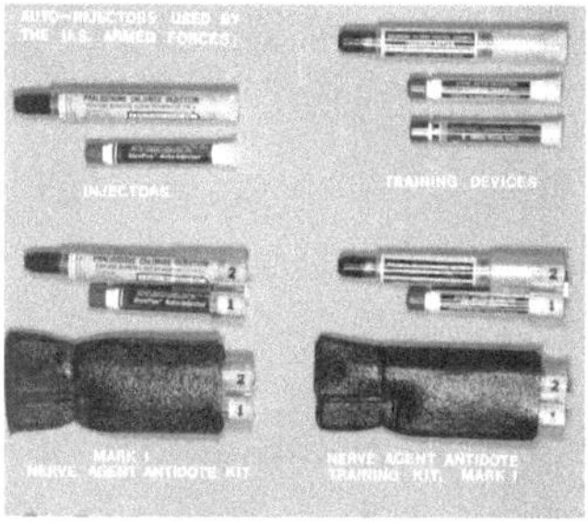

Antidote [i62]

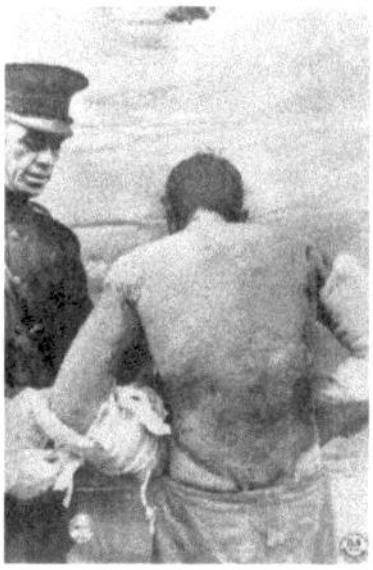

Brûlure chimique [i63]

Bon à savoir

Adsorbants

Substances capables de lier d'autres substances à leur surface. En médecine d'urgence, des adsorbants tels que le charbon actif sont utilisés pour lier les toxines dans le tractus gastro-intestinal et empêcher leur absorption dans le corps. Cela peut réduire la gravité de l'intoxication.

Contre-indiqué

Signifie qu'un traitement ou une mesure particulière ne doit pas être appliqué dans un cas donné, car cela peut avoir des effets néfastes. Dans le contexte des intoxications et des brûlures, certaines mesures sont contre-indiquées car elles peuvent aggraver l'état du patient.

Méthylé

Un processus chimique par lequel un groupe méthyle (CH3) est ajouté à une molécule. En lien avec les intoxications, la méthylation peut modifier la toxicité d'une substance, soit en l'augmentant, soit en la diminuant. Cela joue un rôle dans la détoxication de certains métaux lourds.

Réactions de stress oxydatif

Résultent d'un déséquilibre entre la production de radicaux libres et la capacité du corps à les neutraliser. En cas d'intoxication, certaines substances peuvent favoriser la formation de radicaux libres et ainsi provoquer un stress oxydatif pouvant entraîner des lésions cellulaires.

Efficacité des méthodes de désintoxication

Efficacité des méthodes courantes de désintoxication.

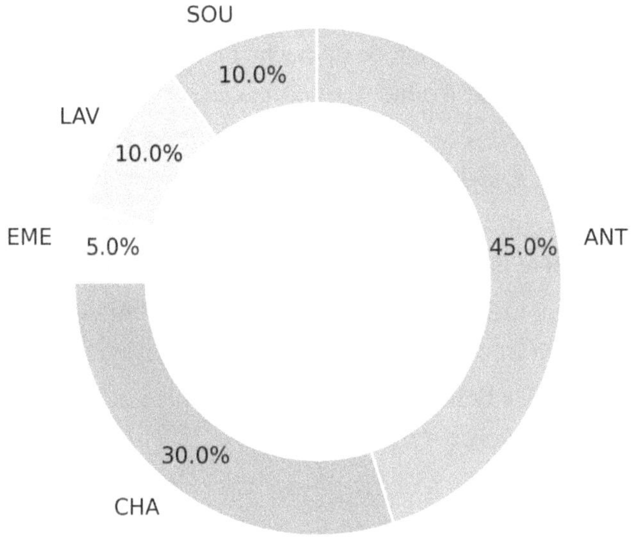

ANT: Antidotes spécifiques

CHA: Charbon actif

EME: Vomissements provoqués

LAV: Lavage gastrique

SOU: Soins de soutien (Essentiels pour toutes les méthodes)

Bien que le charbon actif montre une efficacité raisonnable dans l'absorption de certaines toxines, son succès global est limité. Le lavage gastrique et les vomissements provoqués comportent des risques et sont moins efficaces que d'autres méthodes dans de nombreux scénarios. Les antidotes spécifiques, lorsqu'ils sont disponibles, offrent les meilleures chances de désintoxication réussie, soulignant l'importance d'une identification précise de la substance toxique. Les soins de soutien sont essentiels pour toutes les méthodes afin de gérer les symptômes et les complications.

Conseils concrets

- Vérifiez en cas de symptômes d'intoxication si le patient porte des bijoux qui pourraient avoir réagi avec la substance et retirez-les.
- Recherchez dans les environs des restes de la plante ou de la substance qui pourraient avoir causé l'intoxication ou la brûlure pour une identification ultérieure.
- Éclairez à l'aide d'une lampe de poche en cas de brûlures dans la bouche pour mieux évaluer les dommages.
- Utilisez des pierres lisses pour gratter les fibres végétales de la peau avant de rincer, si disponibles.
- Si possible, utilisez une pipette ou une paille creuse pour doser précisément le liquide pour rincer les yeux ou les blessures.
- Improvisez un récipient de lavage oculaire à partir de feuilles ou d'écorce pour rincer continuellement l'œil.
- Refroidissez les brûlures avec de la boue froide ou de la terre humide si aucune eau propre n'est disponible.
- Couvrez les brûlures après le rinçage avec de grandes feuilles propres de manière lâche pour protéger la plaie et soulager la douleur.
- En cas d'intoxication, faites attention aux sécrétions inhabituelles (urine, selles) et conservez des échantillons si possible.
- Préparez un thé au gingembre ou à la menthe poivrée en cas de nausées persistantes, si disponible, pour apaiser l'estomac.
- Surveillez le diamètre des pupilles du patient en cas d'intoxication – des changements peuvent fournir des indices importants.

Révision - 3. Médecine de survie en situations extrêmes

La médecine de survie en situations extrêmes nécessite plus qu'une simple connaissance théorique – elle exige une préparation pratique et une compréhension profonde de ses propres capacités et limites. Le texte de base fournit des fondements importants sur le maintien de la chaleur, le réchauffement, la gestion de la chaleur, la déshydratation et les intoxications. Cependant, le véritable défi réside dans l'application de ces connaissances dans des conditions réelles, où le stress, la peur et l'imprévisibilité de la situation peuvent influencer votre prise de décision. C'est pourquoi il est essentiel de s'engager activement avec les concepts décrits ici et de les mettre en pratique.

Commencez par une évaluation réaliste de votre environnement et des dangers potentiels. Une excursion en montagne nécessite des préparations différentes d'un entraînement de survie en forêt. Préparez votre équipement en conséquence et prenez en compte les scénarios "que faire si". Une couverture de survie, un allume-feu et une trousse de premiers secours sont universellement utiles, mais pensez également à des besoins spécifiques : des couches de vêtements supplémentaires pour les nuits froides, des boissons électrolytiques pour les journées chaudes et un filtre à eau si vous dépendez de sources d'eau naturelles. Testez votre équipement à l'avance pour vous familiariser avec son utilisation et vous assurer que tout fonctionne. Un vêtement sec peut être salvateur, mais seulement si vous savez comment le changer rapidement et efficacement lorsque vos vêtements sont mouillés.

Éviter les dangers est tout aussi important que de réagir face à eux. Apprenez à reconnaître les signes d'hypothermie et de coup de chaleur, non seulement chez vous, mais aussi chez vos compagnons. Faites attention aux changements de comportement, de couleur de la peau et de température corporelle. Réagissez tôt, avant que l'état ne s'aggrave. En ce qui concerne l'identification des plantes, la prudence est de mise. Ne vous fiez pas uniquement aux images dans les livres ou les applications. L'identification sûre nécessite de l'expérience et de la pratique. En cas de doute, il est préférable de considérer une plante comme toxique et de l'éviter. Il en va de même pour les champignons. Une petite erreur peut avoir des conséquences graves.

Le plus grand défi dans une situation extrême est souvent la psychologie personnelle. La panique et la peur peuvent altérer votre prise de décision rationnelle. Préparez-vous mentalement aux défis. Pratiquez régulièrement vos compétences de survie pour pouvoir agir de manière routinière en cas d'urgence. Développez votre résistance au stress et apprenez à contrôler vos émotions. Un esprit clair et une attitude positive peuvent faire la différence décisive dans une situation extrême.

La médecine de survie est un processus d'apprentissage continu. Approfondissez vos connaissances, entraînez vos compétences et réfléchissez à vos expériences. Plus vous êtes préparé, plus vos chances de maîtriser une situation extrême et de rentrer chez vous en toute sécurité sont grandes. Investissez dans votre sécurité – c'est le meilleur investissement que vous puissiez faire.

4. Soins médicaux en cas de catastrophe

Que se passe-t-il lorsque l'aide médicale ne peut pas être sur place en quelques minutes ? Dans des scénarios de catastrophe, nous devons nous préparer à des périodes prolongées sans soins professionnels. Les bonnes connaissances et une préparation réfléchie peuvent alors faire la différence entre la vie et la mort. Ce chapitre transmet des bases essentielles pour le soin autonome des blessés et des malades dans des conditions difficiles. Les techniques et stratégies présentées ici aident à combler le temps critique jusqu'à la restauration des structures de soins régulières.

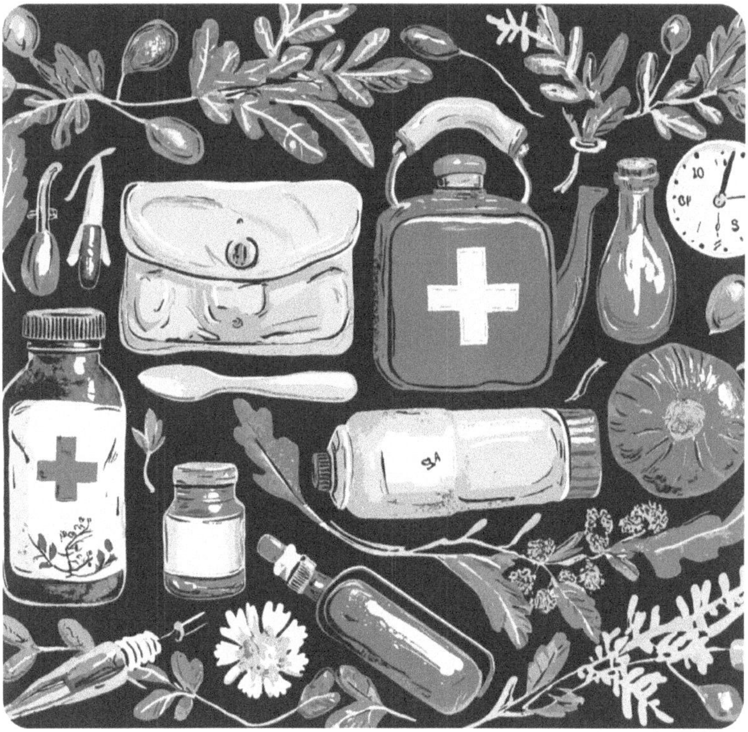

4. 1 Gestion des blessures

Les blessures sont omniprésentes dans les scénarios de catastrophe. Les fractures, les brûlures et les plaies par arme blanche nécessitent des stratégies de traitement adaptées en médecine de survie, car les ressources et l'infrastructure sont souvent limitées. Les premiers secours appropriés déterminent la survie et minimisent le risque de séquelles à long terme. Cette section vous transmet les connaissances nécessaires pour agir efficacement dans de telles situations.

Dans le contexte des soins médicaux en cas de catastrophe, l'évaluation rapide et la stabilisation du patient, suivies d'un traitement ciblé de la blessure en tenant compte des complications possibles et des conséquences à long terme, sont essentielles pour la survie et la guérison.

Traiter les fractures osseuses

Les fractures osseuses nécessitent des approches de traitement variées selon leur type et leur gravité. Un aspect important est l'immobilisation de la zone affectée pour éviter d'autres dommages et favoriser la guérison. Pour les fractures du fémur, des attelles de traction sont recommandées pour augmenter le confort du patient et stabiliser les fragments de fracture avant le transport à l'hôpital [s61]. Pour les patients instables, la jambe blessée peut également être immobilisée contre la jambe non blessée [s61]. Les offene_frakturen nécessitent un traitement immédiat avec des antibiotiques pour prévenir les infections [s62]. La plaie doit être soigneusement nettoyée et débarrassée des tissus morts (débridement) [s62]. La stabilisation précoce de l'os est cruciale pour protéger les tissus environnants et restaurer la fonction [s62]. Pour les fractures du radius distal, également connues sous le nom de fractures du poignet, le traitement dépend de la gravité de la fracture [s63]. Des traitements non opératoires sont possibles en cas de déplacement, d'inclinaison et de raccourcissement de fracture acceptables. Le bras est immobilisé dans une attelle pour empêcher les mouvements [s63]. Des suivis hebdomadaires sont nécessaires pour surveiller le processus de guérison [s63]. Si la fracture n'est pas correctement alignée, une opération est nécessaire. La fracture est alors stabilisée avec des plaques, des broches ou des fixateurs externes [s63]. Après l'opération, le bras est immobilisé dans une attelle et des exercices de mouvement pour les doigts sont recommandés pour éviter la raideur [s63]. Les fractures tibiales pilon, fractures à l'extrémité inférieure du tibia, sont généralement traitées en deux étapes [s64]. Dans les soins d'urgence, la fracture est réduite sous analgésie pour diminuer la pression sur les nerfs et les vaisseaux sanguins [s64]. Pour les fractures ouvertes, un nettoyage approfondi et, si nécessaire, l'élimination des tissus morts sont nécessaires, suivis d'antibiotiques [s64]. Les soins opératoires sont généralement effectués le plus tôt possible, mais peuvent être retardés en cas de graves lésions des tissus mous [s64]. Le choix de la méthode chirurgicale dépend du type de fracture et est planifié à l'aide de tomodensitogrammes [s64]. Pour les fractures de côtes, le traitement de la douleur est important pour faciliter la respiration et éviter des complications telles que la pneumonie [s65]. Une combinaison d'analgésiques systémiques et de procédures régionales comme les blocs nerveux est recommandée pour réduire le besoin d'opioïdes [s65]. Les blocs paravertébraux thoraciques sont considérés comme une alternative efficace à l'anesthésie épidurale thoracique, car ils ont moins d'effets secondaires [s65]. En plus de ces traitements spécifiques, chez les adultes de plus de 50 ans, un dépistage de l'ostéoporose doit toujours être effectué après une fracture, quelle qu'en soit la cause [s66]. Un traitement précoce de l'ostéoporose peut réduire le risque de fractures supplémentaires [s66]. Le suivi doit être coordonné par un service spécialisé pour garantir un traitement et une surveillance complets de l'ostéoporose [s66]. Comme le montre une fracture de jambe chez un patient âgé, cela peut être un premier signe d'ostéoporose et nécessite, en plus du traitement de la fracture, une thérapie de la maladie sous-jacente [s66].

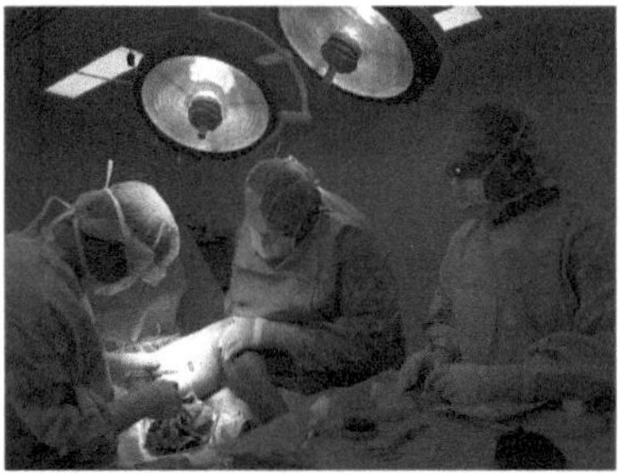

Débridement [i64]

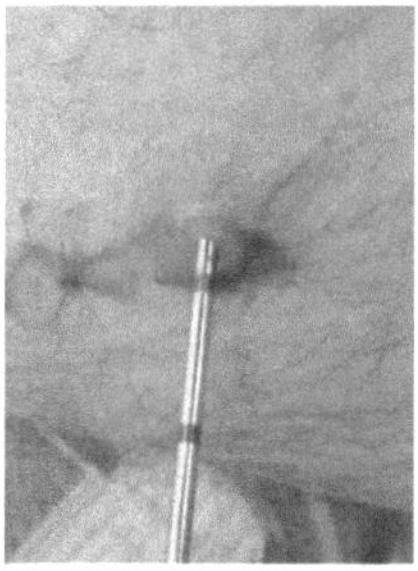

Fixateur externe [i65]

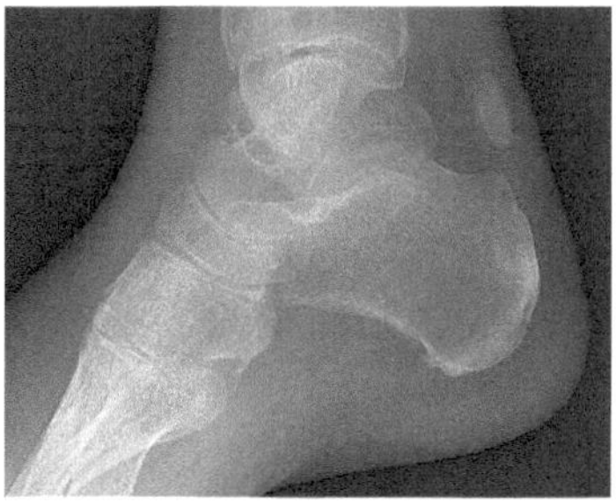

Fracture du pilon tibial [i66]

Bon à savoir

Bloc paravertébral thoracique

Une procédure de soulagement de la douleur dans laquelle un anesthésique local est injecté près des nerfs qui alimentent la paroi thoracique. Cela peut être utile en cas de fractures de côtes pour faciliter la respiration.

Fracture du fémur

Une fracture du fémur, souvent causée par un traumatisme violent, qui limite considérablement la mobilité dans une situation de survie. Des attelles improvisées et une gestion de la douleur sont vitales dans de tels cas.

Fracture du radius distal

Une fracture à l'extrémité inférieure du radius, près du poignet. Ce type de fracture est courant et peut être causé par des chutes ou des coups directs. L'immobilisation est cruciale.

Ostéoporose

Une maladie qui affaiblit les os et les rend plus susceptibles aux fractures. Un apport adéquat en calcium et en vitamine D peut aider à réduire le risque d'ostéoporose, mais il est difficile à garantir dans des situations de survie.

Temps de guérison estimé des fractures

Temps de guérison moyen des fractures courantes.

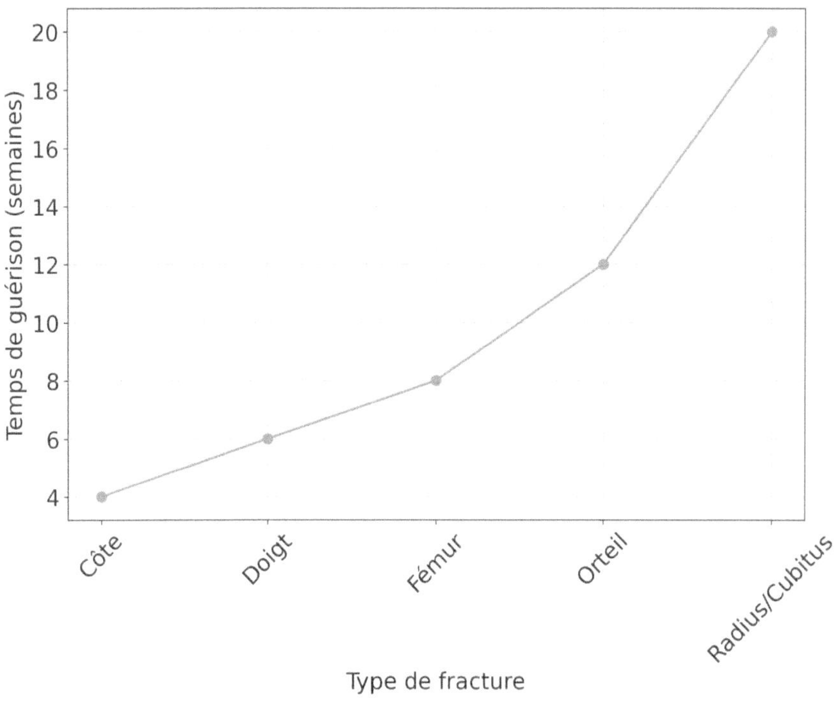

Ce graphique visualise la durée typique de guérison pour différents types de fractures. Notez qu'il s'agit d'estimations, et que les temps de guérison individuels peuvent varier en fonction de facteurs tels que l'âge, l'état de santé général et la gravité de la fracture. Des soins médicaux appropriés sont essentiels pour une guérison optimale et pour minimiser les complications.

Prendre en charge les brûlures

Le traitement des brûlures se concentre sur les soins locaux des plaies et la réaction systémique du corps. En plus de la classification bien connue en brûlures thermiques, chimiques, électriques et radiologiques [s67], l'évaluation de la profondeur de la brûlure (superficielle, partielle, totale) et de l'étendue (pourcentage de la surface corporelle affectée) est essentielle pour la planification thérapeutique [s67]. Les soins initiaux comprennent le refroidissement, le nettoyage et la couverture de la plaie ainsi que le soulagement de la douleur [s67]. En cas de brûlures étendues, une thérapie liquidienne agressive est nécessaire pour prévenir le « choc de brûlure » causé par des fuites capillaires et une perte de liquide (Hypovolémie et Hypoperfusion) [s68]. La quantité de liquide nécessaire au cours des 24 premières heures peut être calculée à l'aide de la formule de Parkland [s68]. Une surveillance étroite des paramètres vitaux, de l'état de conscience, du remplissage capillaire et de la production d'urine est indispensable pour adapter l'apport liquidien de manière individuelle [s68]. La thérapie liquidienne dans les 24 à 48 heures suivant l'événement représente une tâche complexe et nécessite une collaboration coordonnée entre les équipes chirurgicales, les médecins en soins intensifs et les unités d'évacuation [s69]. Pour minimiser les risques associés et standardiser le traitement, des directives ont été élaborées pour réduire la morbidité et la mortalité chez les patients gravement brûlés [s69]. Un système de soins structuré facilite également le transfert des patients entre différentes établissements de santé [s69]. Au-delà des soins aigus, il est également nécessaire de prendre en compte les conséquences à long terme des brûlures. Les brûlures déclenchent une réaction hypermétabolique avec des effets physiologiques, cataboliques et immunologiques [s70]. Les soins modernes des plaies incluent donc, en plus de la thérapie liquidienne, la réanimation colloïdale, des pratiques de transfusion adaptées et des thérapies anticataboliques [s70]. Par exemple, une administration précoce et adéquate de liquides peut considérablement améliorer le pronostic des patients souffrant de brûlures graves [s70]. La guérison des plaies ne constitue pas à elle seule une guérison complète, car des changements et des incapacités à long terme peuvent survenir [s71]. Le traitement holistique des patients brûlés comprend donc, en plus des soins aigus et intensifs, un suivi et une réhabilitation à long terme [s71].

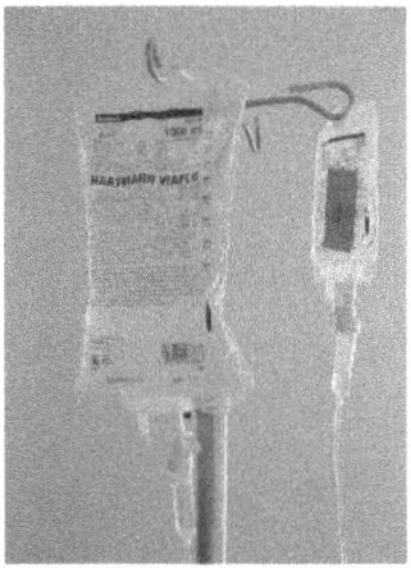

Formule de Parkland [i67]

Bon à savoir

Formule de Parkland

Une formule pour calculer la quantité de liquide qui doit être administrée par voie intraveineuse aux victimes de brûlures au cours des 24 premières heures suivant la blessure, afin de prévenir un état de choc. La formule prend en compte le poids corporel du patient et la surface corporelle brûlée.

Hypoperfusion

Une circulation sanguine insuffisante dans les tissus, pouvant entraîner un manque d'oxygène et des lésions cellulaires. Dans le contexte des brûlures, cela est souvent une conséquence de l'hypovolémie.

Réaction hypermétabolique

Un taux de métabolisme accru qui se produit après des brûlures graves. Le corps consomme plus d'énergie et de nutriments, ce qui peut entraîner une perte de poids, une atrophie musculaire et un affaiblissement du système immunitaire.

Réanimation colloïdale

L'administration de solutions colloïdales (liquides contenant de grandes molécules) pour restaurer le volume sanguin en cas de choc causé par des brûlures ou d'autres blessures. Les colloïdes aident à maintenir le liquide dans le système vasculaire.

Répartition de la gravité des brûlures dans les situations de survie

Répartition typique de la gravité des brûlures dans les scénarios de survie.

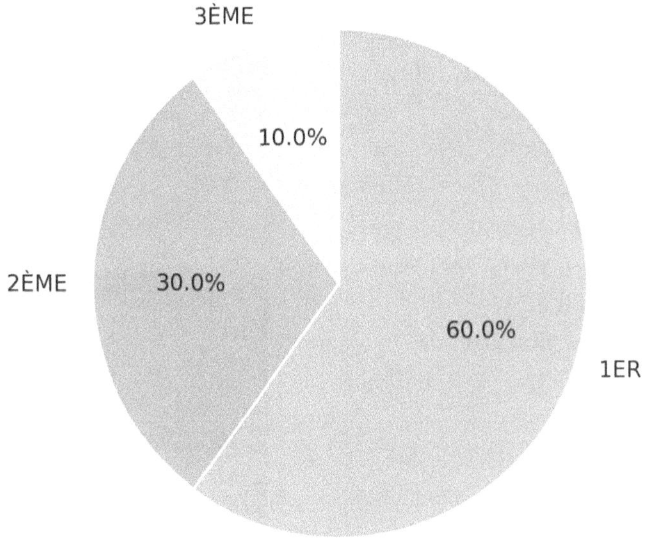

- 1ER: Brûlures au premier degré (superficielles)
- 2ÈME: Brûlures au deuxième degré (épaisseur partielle)
- 3ÈME: Brûlures au troisième degré (épaisseur totale)

Les brûlures au premier degré sont les plus courantes, représentant une part importante des brûlures. Les brûlures au deuxième degré sont moins fréquentes mais constituent toujours un risque considérable. Les brûlures au troisième degré, bien que les plus graves, sont relativement rares en raison des circonstances dans lesquelles surviennent des situations de survie. Cette distribution souligne l'importance d'être prêt à traiter efficacement les brûlures au premier et au deuxième degré dans un contexte de survie, car ce sont probablement les plus courantes.

Traumatismes par piqûre traiter

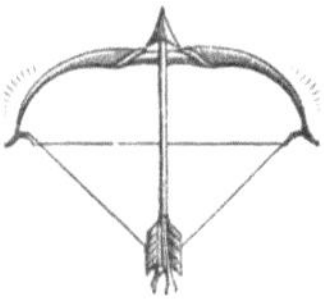

raumatismes par piqûre : Le traitement des traumatismes par piqûre nécessite une évaluation rapide et des mesures ciblées. En plus de la blessure cutanée évidente, des structures sous-jacentes telles que des organes, vaisseaux et nerfs peuvent être affectés [s72]. La localisation de la plaie donne des indications initiales sur les structures potentiellement impliquées. Une blessure par piqûre dans le cavité abdominale peut par exemple endommager des organes internes tels que l'intestin ou le foie et entraîner des hémorragies internes [s72]. La profondeur de la plaie est également cruciale pour le pronostic. Les blessures profondes et pénétrantes présentent un risque accru de complications. Les mesures de premiers secours se concentrent sur le contrôle des hémorragies par une pression directe sur la plaie. Le bandage compressif doit être stérile pour éviter les infections. L'élimination des objets coincés dans le canal de la plaie doit être évitée, car cela peut entraîner d'autres blessures et des hémorragies accrues. Au lieu de

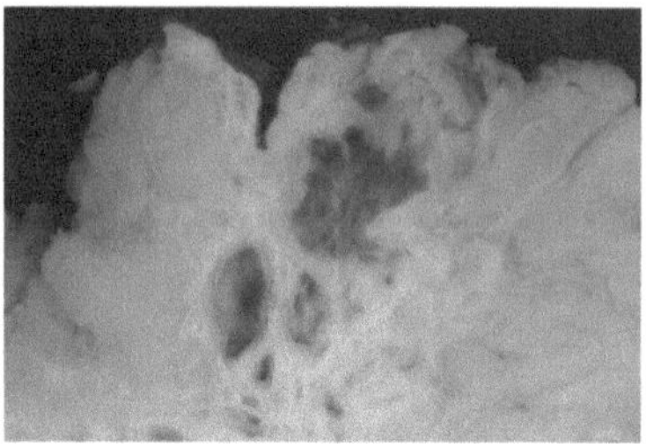

cavité abdominale [i68]

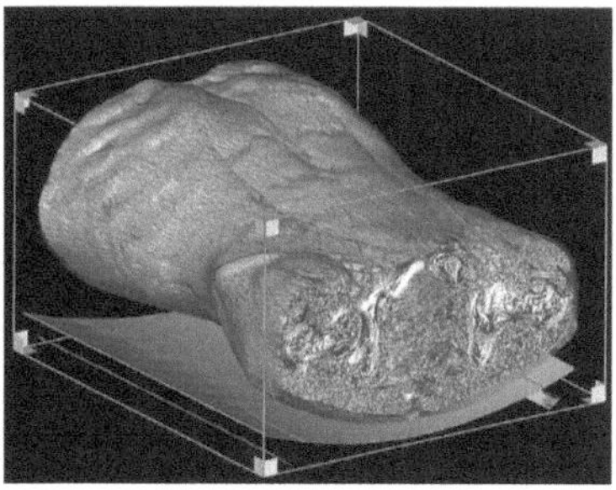

Tomodensitométrie [i69]

cela, l'objet doit être fixé par un bandage et le traitemen être laissé au personnel médical. Après du patient et son transport vers un diagnostic détaillé est effectué po l'étendue de la blessure. Des techniq telles que l'échographie ou la tom (TDM) aident à identifier les organes accumulations de sang [s72]. Selon les résultats, un chirurgicale peut être nécessaire pour traiter les blessure hémorragies internes. Le pronostic dépend de la gravité des organes touchés et de la rapidité des soins médic traitement précoce et adéquat augmente les chances minimise le risque de séquelles à long terme.

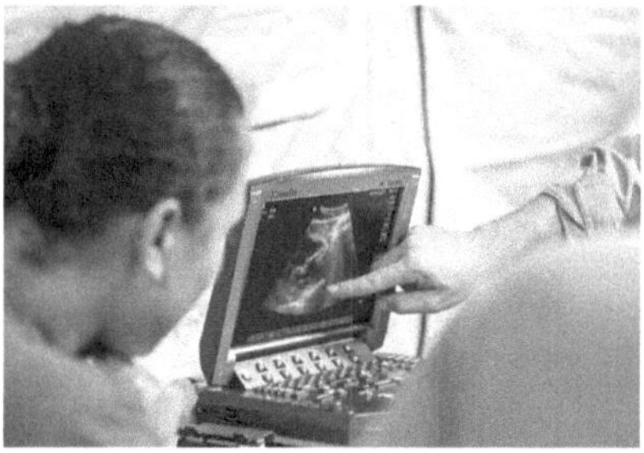

Organe [i70]

Bon à savoir

Bandage compressif

Un bandage compressif sert à arrêter les hémorragies en exerçant une pression sur la plaie. Dans une situation de survie, un bandage compressif peut être fabriqué à partir de matériaux improvisés tels que des bandes de tissu et un objet solide.

Cavité abdominale

La cavité abdominale abrite des organes importants tels que l'estomac, l'intestin, le foie et la rate. Les traumatismes par piqûre dans la cavité abdominale sont particulièrement dangereux, car ils peuvent entraîner des hémorragies internes et des infections. Dans une situation de survie, une évacuation rapide et des soins médicaux sont essentiels.

Tomodensitométrie

La tomodensitométrie (TDM) est une technique d'imagerie qui crée des images en coupe détaillées du corps. Dans une situation de survie, cette technologie n'est généralement pas disponible, il faut donc évaluer la blessure en fonction des symptômes externes.

Traumatisme par piqûre

Un traumatisme par piqûre se produit lorsque un objet pointu pénètre dans le corps. Dans le contexte de la médecine de survie, le risque d'infections dues à un manque d'hygiène et à l'absence de matériaux stériles est particulièrement élevé. Des bandages improvisés à partir de vêtements propres peuvent aider à arrêter le saignement et à protéger temporairement la plaie.

Taux d'infection des plaies perforantes

Taux d'infection de différents traitements pour les plaies perforantes

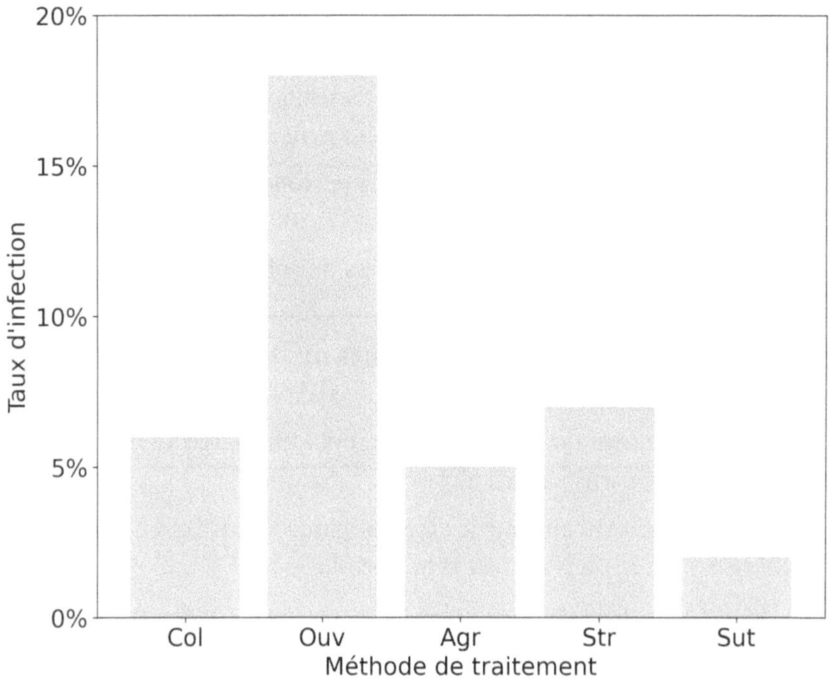

Agr: Agrafée

Col: Colle pour plaies

Ouv: Ouverte

Str: Bandes adhésives stériles

Sut: Suturée

Laisser une plaie perforante ouverte comporte un risque d'infection significativement plus élevé que les autres méthodes de traitement. Bien que la suture offre le taux d'infection le plus bas, elle nécessite des compétences et un équipement spécialisés. La fermeture de la plaie avec des bandes adhésives et des agrafes présente un bon équilibre entre la facilité d'utilisation et un faible risque d'infection.

Conseils concrets

- Priorisez la prise en charge des blessures mettant en danger la vie, telles que les hémorragies sévères ou les obstructions des voies respiratoires dans le cadre de la gestion des blessures.
- Utilisez efficacement les ressources disponibles : une branche stable peut servir de attelle provisoire, un sac à dos comme rembourrage pour le transport.
- Communiquez clairement et distinctement avec la personne blessée et les autres secouristes pour éviter les malentendus et les retards.
- Observez continuellement l'état de la personne blessée, même après les premiers soins.
- Improvisez des analgésiques : la pression sur certains points peut soulager la douleur.
- Favorisez la cicatrisation des blessures par des bandages propres et, si possible, un nettoyage des plaies avec de l'eau claire.
- Travaillez en équipe : coordonnez la prise en charge de plusieurs blessés en répartissant les tâches.
- Pensez à l'accompagnement psychologique : parlez avec la personne blessée, offrez du réconfort et apaisez-la.
- Documentez les blessures et les mesures prises par des photos, si possible, pour la transmission aux services de secours.
- Préparez mentalement la personne blessée au transport et expliquez les prochaines étapes.
- Vérifiez à nouveau tous les blessés pour des blessures négligées après la fin des premiers soins.
- Réfléchissez à votre action après l'intervention pour apprendre pour les situations futures.

4. 2 Contrôle des infections

Le contrôle des infections est vital dans les scénarios de catastrophe. Une hygiène réduite, des ressources insuffisantes et une forte densité de population favorisent la propagation des infections, qui peuvent rapidement devenir mortelles. Cela concerne à la fois le traitement des blessures et la gestion des besoins hygiéniques quotidiens. Des stratégies efficaces de prévention et de traitement des infections sont donc essentielles. Cette section traite des principes fondamentaux du contrôle des infections en médecine de catastrophe, allant des soins des blessures à la stérilisation en passant par les mesures d'hygiène de base. Les connaissances transmises ici aident à minimiser les risques d'infection et à maximiser les chances de guérison. Préparez-vous et apprenez à protéger vous-même et les autres.

Le contrôle des infections en médecine de survie nécessite une approche multicouche qui inclut, en plus de l'hygiène des mains, les soins des plaies, la stérilisation et l'utilisation d'équipements de protection individuelle.

Mesures d'hygiène

Les mesures d'hygiène constituent un pilier fondamental du contrôle des infections, en particulier en situation de crise. L'hygiène des mains occupe une place clé, car les mains sont des vecteurs de pathogènes [s73]. Des mains contaminées peuvent propager des infections par contact direct, par exemple en touchant des blessures, ou indirectement par le biais de surfaces contaminées. Une hygiène des mains efficace comprend le lavage des mains avec du savon et de l'eau pendant au moins 20 secondes ou la désinfection avec un désinfectant pour les mains à base d'alcool (au moins 60 % d'alcool) [s74]. Il est essentiel de nettoyer soigneusement toutes les paumes, les espaces entre les doigts, les pouces, le dos des mains et les ongles. En particulier après un contact avec des fluides corporels, avant et après les repas, ainsi qu'après être allé aux toilettes, l'hygiène des mains est indispensable. En plus des pratiques de routine, l'utilisation de désinfectants pour les mains à base d'alcool peut améliorer le respect de l'hygiène des mains tout en minimisant le risque de dommages cutanés dus à un lavage fréquent des mains [s75]. L'intégration de crèmes hydratantes dans les soins de la peau peut également contribuer à maintenir la santé de la peau. En plus de l'hygiène des mains, d'autres mesures contribuent au contrôle des infections. Cela inclut le port d'équipements de protection individuelle tels que des gants et des masques,

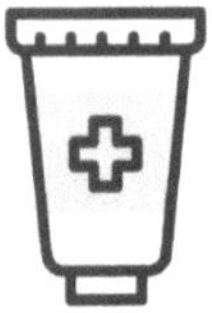

l'élimination correcte des matériaux contaminés, le nettoyage et la désinfection réguliers des surfaces, ainsi que l'isolement des personnes infectées. Des programmes d'intervention multimodaux, incluant des formations, des retours d'information et la surveillance de l'hygiène des mains, peuvent améliorer durablement le respect des normes d'hygiène et ainsi réduire le risque d'infection [s76]. Une étude a observé un doublement de la conformité à l'hygiène des mains après la mise en œuvre d'un tel programme, soulignant l'efficacité de cette stratégie [s76]. L'amélioration de la conformité dans toutes les professions et services hospitaliers, par exemple de 35 % à 77 % chez les soignants, montre le potentiel de tels programmes. La mise en œuvre de mesures d'hygiène des mains peut entraîner une réduction significative de la transmission de pathogènes multirésistants, comme le prouve une étude qui a démontré une réduction du taux d'acquisition de 47 % [s77].

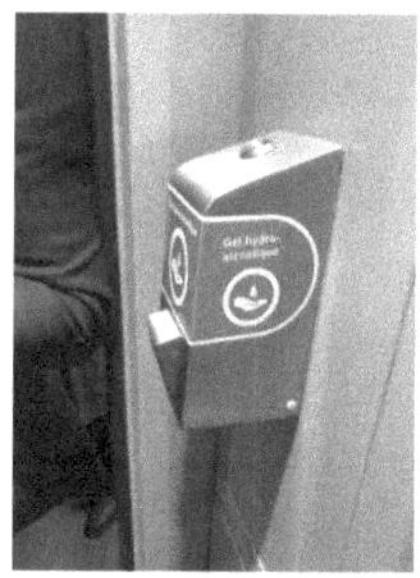

Gel hydroalcoolique [i71]

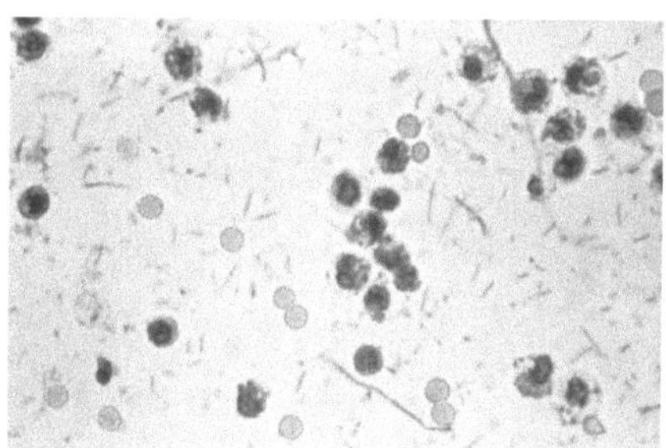

Agent pathogène [i72]

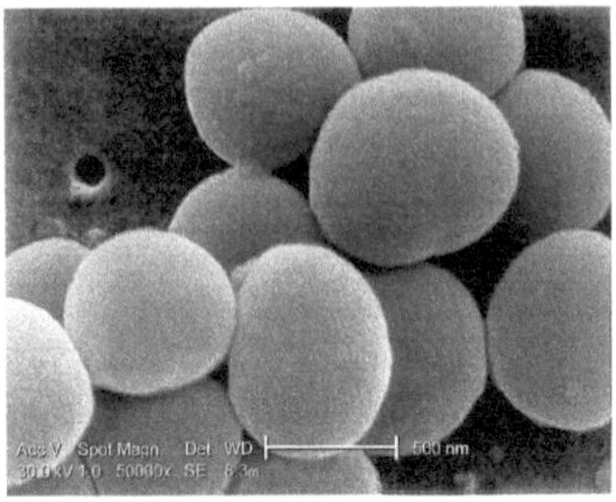

Agents pathogènes multirésistants [i73]

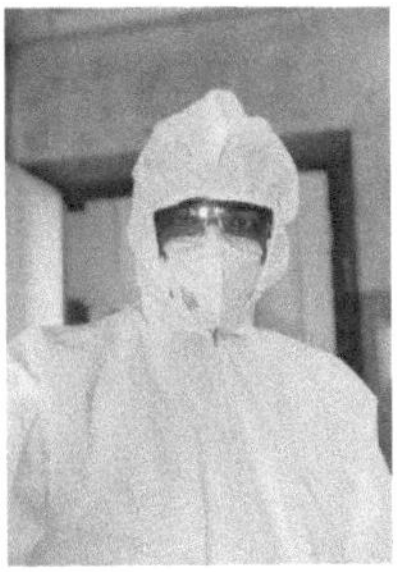

Équipement de Protection Individuelle (EPI) [i74]

Bon à savoir

Désinfectants pour les mains à base d'alcool

Produits pour la désinfection des mains à base d'alcool. Ils sont efficaces contre de nombreux pathogènes, mais pas contre tous. Dans une situation de survie, la fabrication d'un désinfectant improvisé à base d'alcool peut être une option si aucun produit commercial n'est disponible.

Équipements de protection individuelle

Équipement de protection contre les infections, par exemple des gants, des masques et des lunettes de protection. Dans des situations de survie, un équipement de protection improvisé peut être fabriqué à partir de matériaux disponibles dans l'environnement.

Pathogènes multirésistants

Bactéries résistantes à plusieurs antibiotiques. Le traitement des infections causées par des pathogènes multirésistants est difficile et nécessite des médicaments spéciaux qui peuvent ne pas être disponibles dans une situation de survie. Par conséquent, la prévention des infections par des mesures d'hygiène est particulièrement importante.

Efficacité de l'hygiène

Efficacité des mesures d'hygiène dans un contexte de survie.

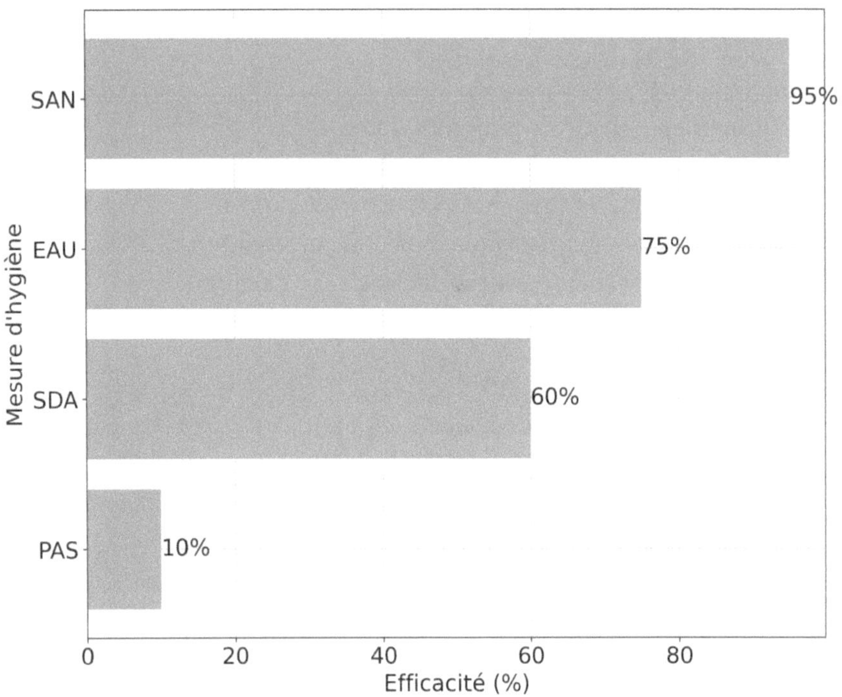

EAU: Eau seulement

SAN: Savon et eau

PAS: Pas d'hygiène

SDA: Désinfectant pour les mains

Le lavage des mains avec du savon présente la plus grande efficacité, réduisant considérablement le risque d'infection. L'eau seule offre une protection modérée, tandis que le désinfectant pour les mains, bien qu'utile, est moins efficace que le savon et l'eau. L'absence de pratiques d'hygiène augmente considérablement le risque d'infection.

Éviter les infections des plaies

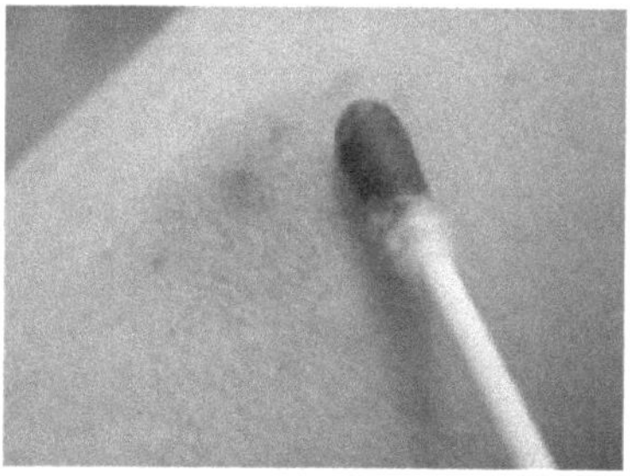

Antiseptique [i75]

Soins des plaies propres pour prévenir les infections L'évitement des infections des plaies est d'une grande importance dans toute situation médicale, en particulier en médecine d'urgence. Une kontamination par des germes peut avoir des conséquences graves et retarder considérablement le processus de guérison. Par conséquent, une action rapide et correcte est cruciale. Le nettoyage de la plaie est la première et la plus importante étape. Il vise à éliminer les corps étrangers, la saleté et les tissus morts, qui constituent des milieux nutritifs idéaux pour les bactéries. Les morsures profondes doivent être soigneusement rincées et laissées ouvertes pour garantir un drainage optimal [s78]. Pour les plaies superficielles, un nettoyage avec de l'eau propre ou une solution saline stérile est généralement suffisant. De plus, un antiseptique approprié peut être utilisé pour réduire davantage le nombre de germes. Pour les soins des plaies, il est essentiel d'utiliser des matériaux stériles, tels que des compresses, des pansements et des bandages. Une approche inappropriée, comme l'utilisation de chiffons non stériles ou le contact de la plaie avec des mains non lavées, augmente considérablement le risque d'infection. Après le nettoyage, la fermeture de la plaie est effectuée. Différentes méthodes sont disponibles, telles que les sutures, les agrafes ou des colles spéciales pour plaies. Le choix de la méthode dépend de la nature et de la profondeur de la plaie. Les plaies profondes, en particulier les morsures qui sont plus profondes que superficielles, ne doivent pas être fermées de manière primaire pour minimiser le risque d'abcès de plaie [s78]. Les patients doivent être informés des différentes méthodes de fermeture des plaies et de leurs avantages et inconvénients respectifs [s78]. Pour les morsures compliquées, en particulier aux mains ou aux pieds, ou pour les patients avec une immunosuppression ou des signes d'infection existants, il est conseillé de référer à un spécialiste [s78]. L'intervention chirurgicale précoce, idéalement dans les 6 heures suivant la blessure, joue un rôle crucial dans le contrôle optimal des infections [s79]. Les soins postopératoires sont tout aussi importants que le traitement initial de la plaie. Des changements réguliers de pansements avec des matériaux stériles et l'observation de la plaie pour des signes d'infection, tels que rougeur, gonflement, douleur ou formation de pus, sont essentiels. En cas de suspicion d'infection, un médecin doit être consulté immédiatement. Une thérapie antibiotique ciblée, basée sur l'identification des bactéries impliquées par des cultures, peut être nécessaire pour combattre l'infection et favoriser la guérison [s79]. L'administration d'antibiotiques periopératoires doit cependant être arrêtée dans les 24 à 72 heures suivant l'opération pour éviter le développement de résistances [s79]. L'application prophylactique d'antibiotiques, en particulier des céphalosporines de première génération, avant l'incision cutanée, peut réduire le risque d'infections des plaies [s80]. L'épilation doit être effectuée avec un tondeuse et non avec une lame de rasoir pour minimiser le risque de microtraumatismes et les infections qui en découlent [s80]. En résumé, l'évitement des infections des plaies est un processus en plusieurs étapes qui comprend un nettoyage minutieux des plaies, une fermeture adéquate des plaies, des soins postopératoires réguliers et, si nécessaire, une thérapie antibiotique ciblée. Le respect des techniques stériles et la formation du personnel médical sont essentiels pour minimiser le risque d'infection et garantir une guérison optimale.

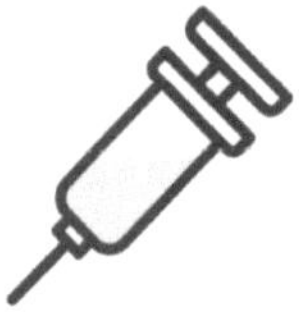

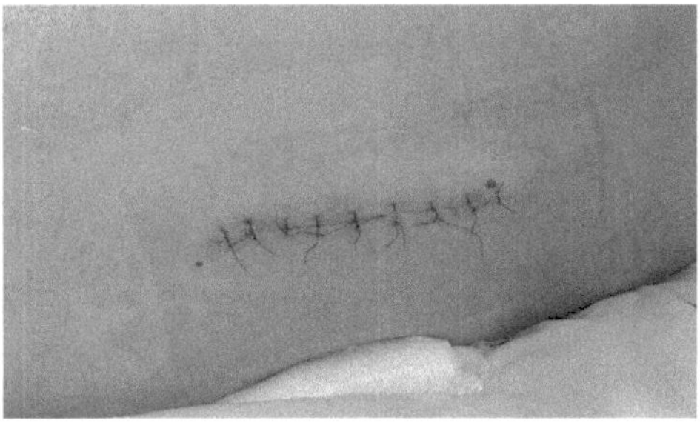

Intervention chirurgicale [i76]

Bon à savoir

Application prophylactique
Application préventive de médicaments pour empêcher l'apparition d'une maladie. Dans des situations de survie, l'application prophylactique d'antibiotiques peut être judicieuse dans certains cas.

Immunosuppression
Suppression du système immunitaire, augmentant la susceptibilité aux infections. Dans des situations de survie, une immunosuppression peut être exacerbée par la malnutrition ou le stress.

Intervention chirurgicale
Intervention opératoire. Dans des situations de survie, les interventions chirurgicales ne sont souvent possibles qu'avec des moyens improvisés et dans des conditions difficiles.

Microtraumatismes
Petites blessures de la peau, souvent invisibles. Dans des situations de survie, les microtraumatismes peuvent être des portes d'entrée pour les infections.

Soins postopératoires
Prise en charge médicale après une opération. Dans des situations de survie, les soins postopératoires sont souvent compliqués par des ressources limitées et un manque de professionnels de santé.

Facteurs de risque d'infection des plaies

Relation entre la gravité de la plaie, le niveau d'hygiène et le risque d'infection.

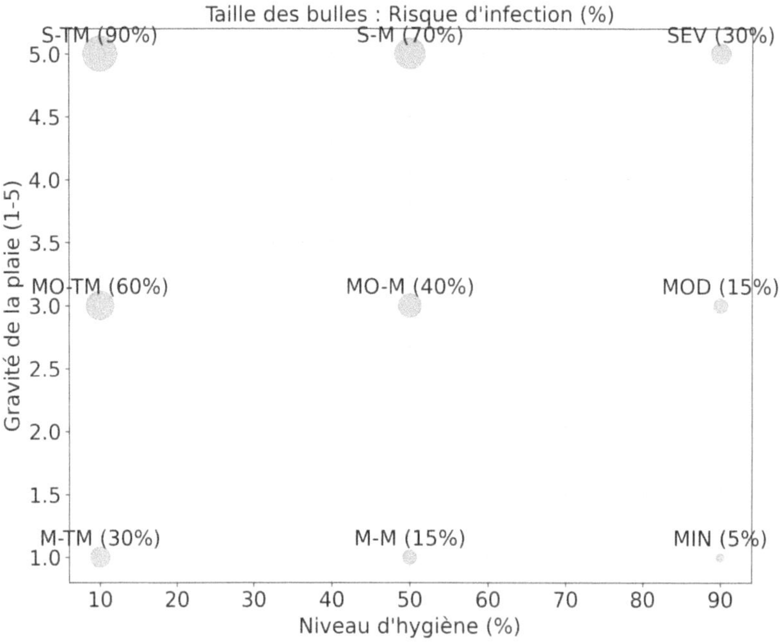

Blasengröße: Risque d'infection (%)

MIN: Plaie mineure, bonne hygiène	M-M: Plaie mineure, Mauvaise hygiène
MOD: Plaie modérée, bonne hygiène	MO-M: Plaie modérée, Mauvaise hygiène
MO-TM: Plaie modérée, Très Mauvaise hygiène	M-TM: Plaie mineure, Très Mauvaise hygiène
SEV: Plaie sévère, bonne hygiène	S-M: Plaie sévère, Mauvaise hygiène
S-TM: Plaie sévère, Très Mauvaise hygiène	

Le graphique montre qu'une gravité de la plaie plus élevée, combinée à une mauvaise hygiène, augmente considérablement le risque d'infection. Les plaies mineures avec une bonne hygiène présentent le risque le plus faible. Se concentrer sur les mesures d'hygiène préventives et les soins rapides des plaies sont essentiels pour minimiser la probabilité d'infection.

Stérilisation des instruments

La stérilisation élimine toutes les formes de vie microbienne, y compris les spores résistantes, et est essentielle pour les instruments critiques [s81] [s82]. Elle se distingue de la désinfection, qui réduit les germes pathogènes mais ne tue pas toutes les spores [s81] [s82]. Différentes méthodes sont disponibles, notamment la stérilisation à la vapeur dans un autoclave, la chaleur sèche ou des substances stérilisantes chimiques pour les matériaux sensibles à la température [s81] [s82]. Le choix de la méthode appropriée dépend de la nature du matériau de l'objet à stériliser. Un exemple en est la stérilisation des instruments chirurgicaux dans un autoclave, tandis que des substances stérilisantes chimiques sont utilisées pour des dispositifs sensibles comme les endoscopes. La classification des instruments en catégories selon leur risque de contamination (critique, semi-critique, non critique) détermine la méthode requise [s81] [s82]. Les instruments critiques, qui pénètrent les cavités corporelles ou le système vasculaire, nécessitent une stérilisation. Les instruments semi-critiques, qui entrent en contact avec des muqueuses ou une peau non intacte, nécessitent une désinfection de haut niveau [s81] [s82]. Pour les instruments non critiques, qui ne

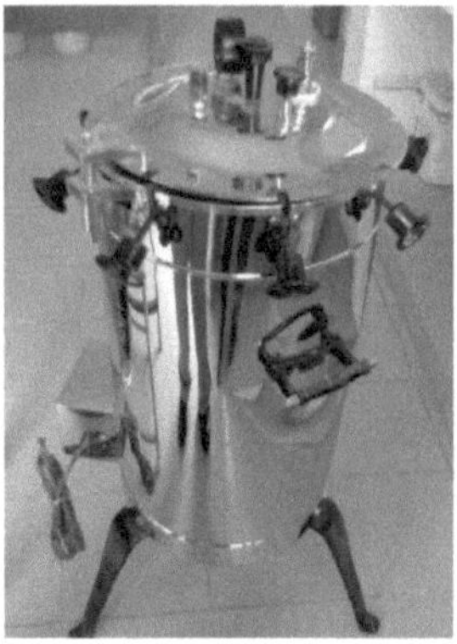

Autoclave [i77]

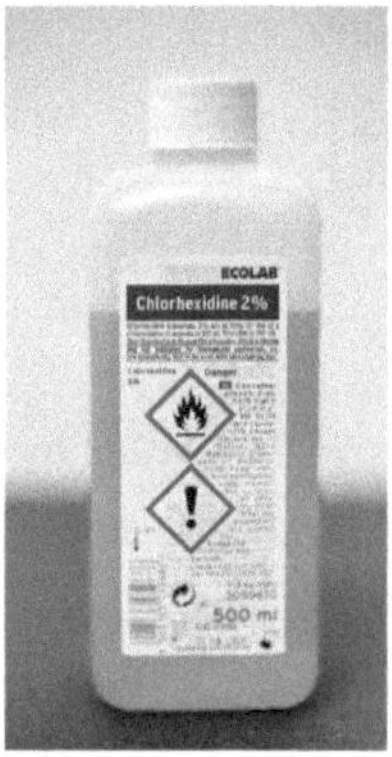

Chlorhexidine [i78]

touchent que la peau intacte, une désinfection de faible à moyen niveau est suffisante [s81]. L'efficacité de la stérilisation et de la désinfection est influencée par plusieurs facteurs : le pré-nettoyage de l'objet, le type et l'ampleur de la contamination microbienne, ainsi que le temps de contact du stérilisant ou du désinfectant [s82]. Un nettoyage approfondi avant la stérilisation ou la désinfection est donc essentiel pour garantir l'efficacité. L'application correcte et le dosage des stérilisants et des désinfectants selon les instructions du fabricant et les recommandations des autorités compétentes sont également cruciaux pour atteindre une réduction sûre et efficace des germes [s82]. De nouvelles technologies telles que la vapeur de peroxyde d'hydrogène et la lumière UV sont actuellement à l'étude pour améliorer davantage l'hygiène environnementale [s81]. Pour des applications spécifiques, comme la pose de cathéters veineux centraux, des directives particulières s'appliquent [s83]. Des mesures de barrière stériles maximales doivent être respectées, y compris le port de bonnets, de masques, de blouses stériles, de gants stériles et d'une couverture corporelle stérile [s83]. La peau au site d'insertion doit être traitée au préalable avec un antiseptikum. Après la pose, le site du cathéter doit être protégé par un bandage stérile et celui-ci doit être changé régulièrement [s83]. Des bandages imprégnés de chlorhexidine peuvent également réduire le risque d'infections liées au cathéter [s83]. Un changement de cathéter de routine pour la prophylaxie des infections n'est pas recommandé ; le retrait ne doit être effectué qu'en cas de signes cliniques d'infection [s83].

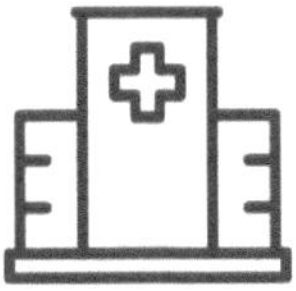

Bon à savoir

Chlorhexidine

Antiseptique à large spectre d'action contre les bactéries, les champignons et certains virus. Peut être utilisé dans des situations de survie pour la désinfection des blessures, si disponible.

Désinfection

Réduction du nombre de germes pathogènes sur un objet ou une surface, sans élimination complète de tous les micro-organismes, en particulier des spores résistantes. Important pour minimiser le risque d'infection lors des soins des blessures en extérieur.

Endoscope

Instruments médicaux utilisés pour examiner les cavités corporelles. Leur stérilisation n'est généralement pas pertinente dans des situations de survie.

Substances stérilisantes

Substances chimiques utilisées pour tuer tous les micro-organismes, y compris les spores. Dans une situation d'urgence, certaines substances chimiques, si disponibles et sûres à utiliser, peuvent remplir cette fonction.

Efficacité de la stérilisation en situation de survie

Efficacité des méthodes courantes de stérilisation de survie.

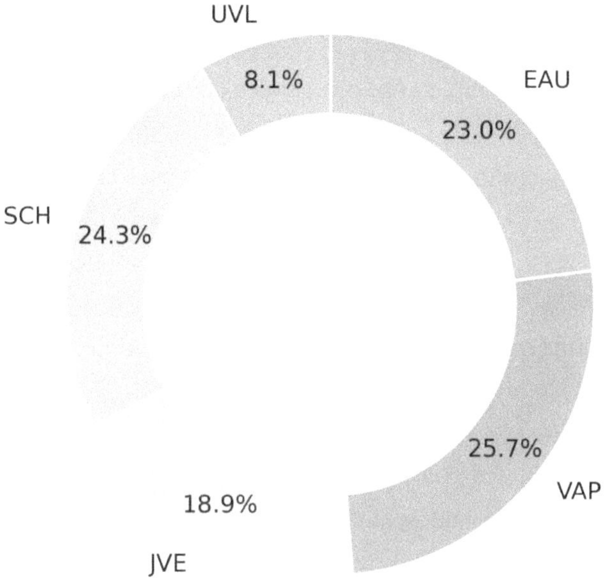

EAU: Ébullition (5 min)

SCH: Chaleur sèche (160°C, 2 heures)

VAP: Vapeur sous pression improvisée (15 min)

JVE: Solution d'eau de Javel (1:10, 30 min)

UVL: Lumière UV (lumière directe du soleil, 6 heures)

Bien que l'ébullition offre une option facilement disponible avec une efficacité modérée, la vaporisation sous pression improvisée améliore considérablement les taux de stérilisation. La désinfection chimique à l'eau de Javel constitue une alternative viable lorsque la chaleur est impossible à utiliser, mais son efficacité dépend fortement de la concentration et du temps de contact appropriés. La chaleur sèche nécessite des températures élevées et des durées prolongées pour obtenir une stérilisation fiable. L'efficacité limitée de la stérilisation par UV souligne les défis liés à la réalisation d'une désinfection complète dans des contextes de survie.

Conseils concrets

- Installez une « sas » dans une unité de traitement provisoire pour contenir les contaminations. Cela sépare la zone contaminée de la zone stérile.
- Identifiez clairement les zones et les matériaux pour le contrôle des infections, par exemple avec des bandes colorées.
- Utilisez des matériaux jetables autant que possible, même improvisés à partir de matériaux disponibles comme des sacs en plastique.
- Mettez en place une « circulation à sens unique » : le personnel et les matériaux ne se déplacent que dans une direction – de la zone propre à la zone sale.
- Assurez-vous qu'il y a suffisamment d'eau disponible, même si vous devez collecter et filtrer l'eau de pluie.
- Faites chauffer les instruments dans de l'eau bouillante pendant au moins cinq minutes pour atteindre une stérilisation d'urgence.
- Désignez une personne pour surveiller le respect des mesures d'hygiène et rappeler régulièrement l'équipe.
- Élaborez un protocole simple pour le contrôle des infections et affichez-le de manière bien visible.
- Attribuez à chaque membre de l'équipe un rôle spécifique dans le contrôle des infections afin de définir clairement les responsabilités.
- Vérifiez régulièrement l'état de l'équipement de protection individuelle et remplacez immédiatement les pièces endommagées.

4. 3 Stockage et équipement

Une prise en charge médicale complète en temps de crise nécessite plus que de simples connaissances théoriques. Le bon approvisionnement en médicaments et en matériel médical est crucial, mais présente également des défis tels que la durabilité, les besoins individuels et la gestion des ressources limitées. De plus, la capacité à improviser des aides devient de plus en plus importante lorsque le matériel standard fait défaut. Apprenez dans ce chapitre comment vous préparer de manière optimale et maintenir votre capacité d'action même dans des situations extrêmes.

Une préparation médicale d'urgence complète prend en compte non seulement l'acquisition d'un équipement adéquat, mais aussi la vérification régulière et le complément des fournitures, la compréhension de l'utilisation de médicaments de remplacement et la capacité à maintenir les soins médicaux en période de crise avec des moyens et des techniques improvisés.

Équipement médical de base

Un kit de premiers secours bien équipé constitue la base de tout équipement médical de base et doit être conservé à un endroit central et facilement accessible [s84]. Des pansements de différentes tailles, attelles en aluminium pour les doigts, des bandages élastiques et des compresses stériles doivent y être inclus, ainsi que des bandages triangulaires, des protections oculaires, des gants et une pince à épiler [s84]. Des désinfectants, des boules de coton stériles et un thermomètre complètent l'équipement de base. Pour le traitement des blessures, des antiseptiques, des pommades antibiotiques, des solutions oculaires stériles et des crèmes à l'hydrocortisone sont utiles [s84]. Un contrôle régulier du kit de premiers secours, avec le remplacement des articles périmés ou épuisés, garantit une disponibilité constante. De plus, un équipement médical de base, en particulier dans le cadre d'une préparation aux urgences pour plusieurs jours, doit également être adapté aux besoins médicaux individuels. Cela inclut la conservation de médicaments sur ordonnance et l'assurance du bon fonctionnement des appareils médicaux, par exemple grâce à des piles de rechange ou des sources d'énergie alternatives [s85]. En cas d'évacuation nécessaire, l'accès au kit d'urgence doit être garanti. Des documents importants et des appareils médicaux doivent pouvoir être emportés [s85]. Lors de la planification, les besoins des personnes âgées ou des personnes handicapées doivent être pris en compte. Cela inclut à la fois des articles de confort et la possibilité de fournir un soutien supplémentaire [s85]. Même avec des ressources limitées, des équipements de protection, des civières, des bandages compressifs, des attelles et des moyens de communication doivent être disponibles [s86]. L'équipement et le matériel doivent être adaptés aux connaissances et aux compétences du personnel qui les utilise en cas d'urgence [s86]. En plus des compétences en premiers secours, la formation aux mesures de sauvetage de base, telles que la

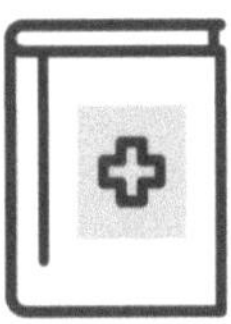

réanimation cardio-pulmonaire, peut considérablement améliorer la capacité d'action en cas d'urgence. Dans une telle formation, les participants apprennent par exemple à appliquer la position latérale de sécurité pour assurer la respiration d'une personne inconsciente mais qui respire.

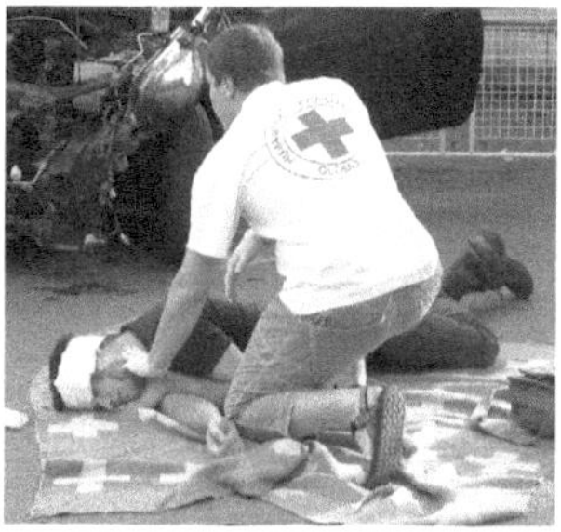

Position latérale de sécurité (PLS) [i79]

Attelle en aluminium pour les doigts

Attelles légères et malléables pour stabiliser les fractures ou les entorses des doigts. Pratiques pour les premiers secours en cas de blessures aux doigts dans des situations de survie, jusqu'à ce qu'un traitement médical plus complet soit possible.

Crème à l'hydrocortisone

Crèmes contenant de l'hydrocortisone, un agent anti-inflammatoire. Elles soulagent les démangeaisons, les rougeurs et les gonflements causés par des piqûres d'insectes, des réactions allergiques ou des irritations cutanées – problèmes fréquents dans des situations de survie.

Solution oculaire stérile

Solutions stériles pour rincer les corps étrangers ou les irritants des yeux. Indispensables dans les kits de survie pour traiter les blessures oculaires et prévenir les infections lorsque l'aide professionnelle n'est pas disponible.

Composition d'une trousse médicale essentielle

Répartition des articles essentiels dans une trousse médicale de survie.

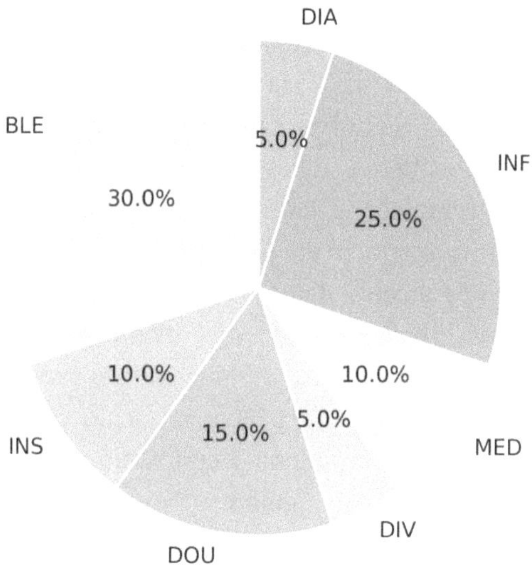

BLE: Soins des blessures (Bandages, Gaze, Antiseptiques)

DIA: Diagnostics (Attelles, Manuel de premiers secours)

DIV: Divers (Ruban adhésif, Épingles de sûreté)

DOU: Gestion de la douleur (Analgésiques)

INF: Contrôle des infections (Antibiotiques, Gants)

INS: Instruments et fournitures (Ciseaux, Pincettes, Thermomètre)

MED: Médicaments (Antihistaminiques, Antidiarrhéiques)

Ce graphique souligne l'importance d'une approche équilibrée en matière de préparation médicale. Alors que les soins des blessures et le contrôle des infections représentent les parties les plus importantes, l'inclusion de la gestion de la douleur, des médicaments et des outils/fournitures démontre la nécessité de répondre à une variété de problèmes médicaux potentiels dans une situation de survie. La part plus petite, mais cruciale, allouée aux diagnostics et aux articles divers souligne l'importance d'être préparé à des circonstances imprévues et d'assurer une évaluation précise.

Médicaments non périssables

La durée de conservation des médicaments est un facteur critique pour la préparation aux urgences. De nombreux médicaments perdent leur efficacité avec le temps. Un médicament périmé peut non seulement être inefficace, mais peut également, dans certains cas, être nuisible à la santé. Par conséquent, il est essentiel de vérifier régulièrement la trousse de secours et de remplacer les médicaments périmés. Cela est particulièrement important pour les personnes atteintes de maladies chroniques, qui dépendent d'un traitement médicamenteux continu [s87]. La perte ou l'indisponibilité des médicaments nécessaires peut entraîner une détérioration rapide de leur état de santé [s87]. Lors de la constitution d'un équipement d'urgence, il est donc important d'inclure, en plus d'une trousse de premiers secours, un stock de médicaments essentiels dont l'utilisation est régulière. Par exemple, il est conseillé de conserver des quantités suffisantes d'analgésiques, d'antihistaminiques ou de médicaments contre la diarrhée. De plus, il est judicieux de se renseigner sur des formes alternatives de médicaments ou des médicaments de remplacement [s88]. En cas de catastrophe ou de pénurie, il est ainsi possible de maintenir les soins médicaux malgré des ressources limitées [s88]. Pour les personnes atteintes de maladies chroniques, il est indispensable de consulter un médecin afin d'élaborer un plan d'urgence individuel qui prenne en compte le dosage et le stockage sécurisés des médicaments dans des conditions difficiles [s87]. Les médicaments doivent être stockés dans un endroit frais, sec et à l'abri de la lumière pour maximiser leur durée de conservation. Ils doivent toujours être conservés dans leurs emballages d'origine afin d'éviter toute confusion et d'avoir la notice avec des informations importantes à portée de main.

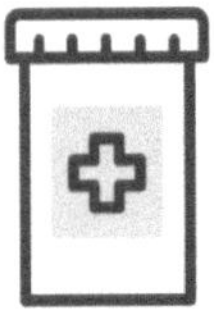

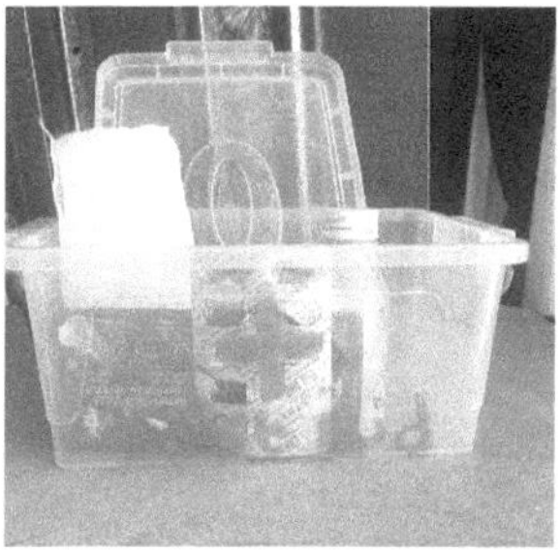

Trousse de premiers secours [i80]

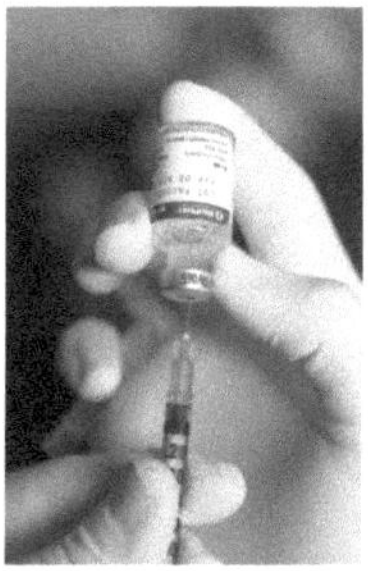

Forme pharmaceutique [i81]

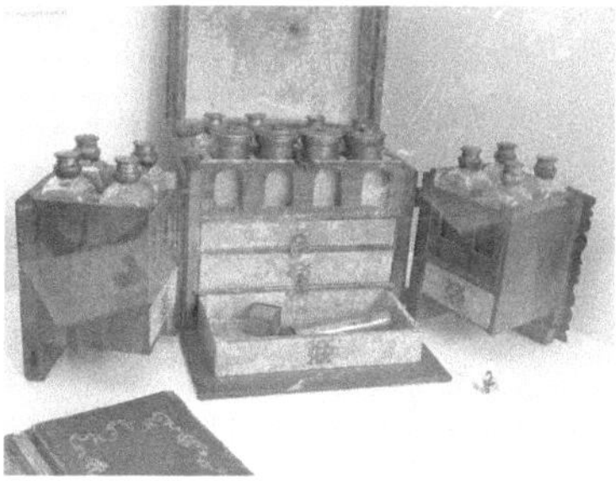

Trousse de premiers secours/Pharmacie de secours/Kit médical d'urgence [i82]

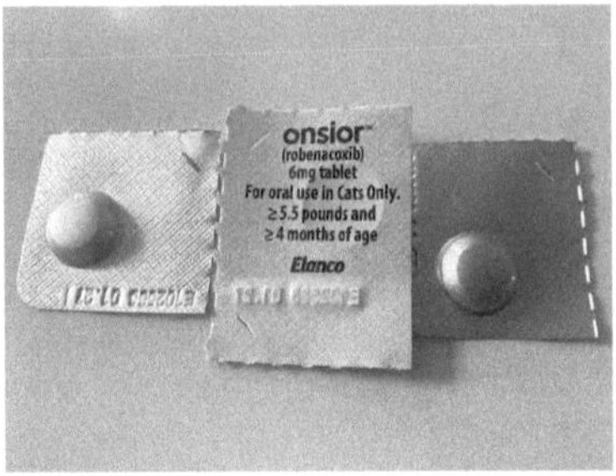

Emballage de médicaments [i83]

Bon à savoir

Antihistaminiques

Les antihistaminiques sont des médicaments qui atténuent les réactions allergiques en bloquant l'effet de l'histamine. Ils peuvent être utiles en cas de piqûres d'insectes, d'éruptions cutanées allergiques ou de rhume des foins.

Chronique

Les maladies chroniques sont des maladies de longue durée qui nécessitent un traitement médical régulier. Un approvisionnement suffisant en médicaments nécessaires est particulièrement important en cas d'urgence pour les personnes atteintes de maladies chroniques.

Essentiel

Essentiel signifie, dans ce contexte, vital ou absolument nécessaire. Cela fait référence aux médicaments ou aux équipements qui peuvent être cruciaux dans une situation d'urgence.

Durée de conservation des médicaments

Durée de conservation des médicaments d'urgence courants.

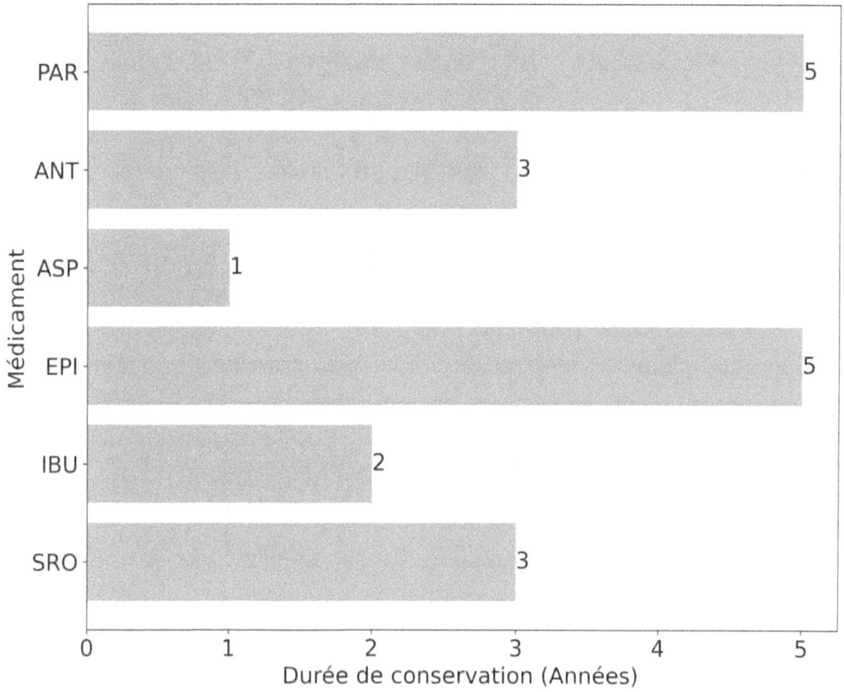

ANT: Antihistaminique	ASP: Aspirine
EPI: Épinéphrine	IBU: Ibuprofène
PAR: Paracétamol	SRO: Sels de réhydratation orale

Le graphique représente visuellement la durée de conservation variable des médicaments essentiels, soulignant l'importance des vérifications et des remplacements réguliers pour maintenir une trousse d'urgence fonctionnelle. Les médicaments dont la durée de conservation est plus courte nécessitent une attention plus fréquente.

Outils improvisés

Dans les situations d'urgence, lorsque l'accès au matériel médical standard est limité, la fabrication et l'utilisation d'outils improvisés prennent de l'importance. Des objets et matériaux du quotidien peuvent ainsi remplir des fonctions utiles de manière inattendue. Par exemple, une branche solide et des morceaux de tissu peuvent être transformés en une attelle provisoire pour un bras cassé en fixant la branche à l'extrémité blessée et en la sécurisant avec les bandes de tissu. Des chiffons propres peuvent être utilisés comme pansements, tandis qu'un T-shirt propre – plié en triangle et fixé avec des épingles de sûreté ou du ruban adhésif – peut servir de bandage pour le bras. Même une bouteille en plastique, après un nettoyage approfondi, peut être utilisée comme récipient pour des liquides stériles ou pour le lavage des plaies. L'hygiène est toujours cruciale. Les pansements improvisés doivent être aussi propres que possible pour éviter les infections. La connaissance de telles possibilités d'improvisation élargit la capacité d'action en temps de crise et peut être salvatrice en cas d'urgence. En plus de l'utilisation pure des matériaux, la fonction des dispositifs médicaux peut également être improvisée.

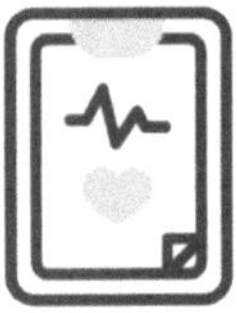

Ainsi, une ventilation manuelle, en l'absence de sacs de ventilation, peut constituer une mesure salvatrice. La préparation à de tels scénarios implique également l'acquisition de connaissances sur les applications alternatives des objets du quotidien et la pratique des techniques médicales de base. Le développement de stratégies d'improvisation dans le domaine médical contribue à maintenir les soins médicaux même dans des circonstances difficiles.

Bon à savoir

Extrémité

En médecine d'urgence, le terme extrémité fait référence aux membres du corps, c'est-à-dire aux bras et aux jambes. Lors de la prise en charge des blessures, la distinction entre les membres supérieurs et inférieurs est importante pour le choix des mesures appropriées et l'évaluation des impacts sur la mobilité du patient.

Ventilation manuelle

La ventilation manuelle est une mesure salvatrice qui consiste à soutenir ou à prendre complètement en charge la respiration d'un patient en insufflant de l'air dans ses poumons. Dans le contexte de la préparation et de l'équipement, il est important de se familiariser avec différentes techniques de ventilation manuelle, au cas où aucune aide à la ventilation ne serait disponible.

Fréquence d'Utilisation des Moyens Médicaux Improvisés

Fréquence d'utilisation des moyens improvisés en situation de survie.

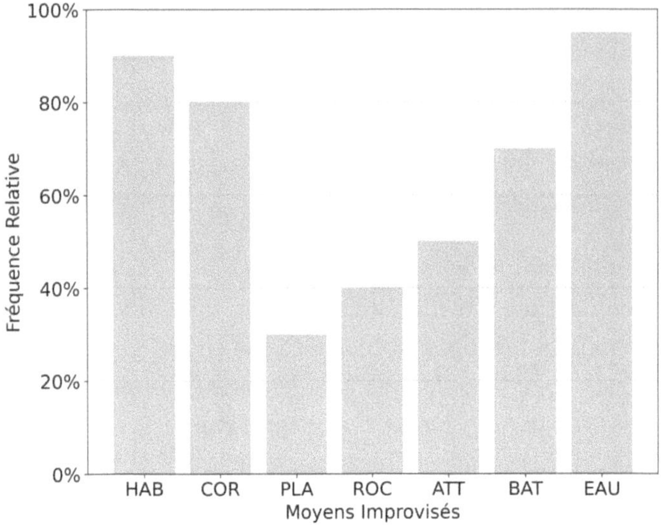

ATT: Attelles Improvisées (À partir des matériaux disponibles)

BAT: Bâtons/Branches (Attelles, Béquilles)

COR: Cordage (Garrots, Liens d'attelle)

EAU: Eau (Nettoyage, Hydratation)

HAB: Habillement (Bandages, Écharpes)

PLA: Matières Végétales (Rembourrage de bandages, Antiseptiques - *avec précaution*)

ROC: Roches/Pierres (Poids, Application de chaleur)

Les données soulignent l'importance des connaissances adaptables et de la débrouillardise dans les situations de survie. Les articles courants comme les vêtements et les cordages sont fréquemment réutilisés pour les besoins médicaux, soulignant la valeur de la formation à l'improvisation. Bien que les articles spécialisés comme les attelles soient moins fréquemment utilisés, leur impact dans des scénarios spécifiques peut être crucial. Ceci souligne la nécessité d'une approche équilibrée de la préparation, en se concentrant à la fois sur les solutions improvisées courantes et spécialisées.

Conseils concrets

- Emportez des bandages standards ainsi que des bandes de gaze dans votre équipement – elles sont polyvalentes, par exemple pour fixer des attelles ou pour réaliser des bandages compressifs.
- Complétez votre trousse de secours avec une petite aiguille à coudre et un fil robuste : cela vous permettra de réparer des déchirures dans des vêtements ou du matériel et, si nécessaire, de suturer des blessures.
- Procurez-vous une lampe frontale avec fonction lumière rouge : cela préserve votre vision nocturne lors des soins aux patients dans l'obscurité.
- Ajoutez un petit couteau de poche à votre équipement : il sert non seulement à couper des bandages, mais aussi à ouvrir des emballages ou à sculpter des attelles.
- Emportez des gants de travail robustes en plus de gants stériles : ils protègent vos mains lors des travaux de nettoyage ou de la construction d'abris d'urgence.
- Emportez un rouleau de ruban adhésif solide : cela vous permet de sceller des bandages de manière étanche, de fixer des attelles ou de fabriquer des outils improvisés.
- Investissez dans un conteneur d'eau pliable : ainsi, vous aurez toujours suffisamment d'eau propre à disposition pour les soins des blessures en cas d'urgence.
- Fixez un petit miroir de signalisation à votre sac à dos d'urgence : cela vous permettra d'attirer l'attention si nécessaire et d'alerter les secours.

Révision - 4. Soins médicaux en cas de catastrophe

La médecine de catastrophe nous confronte au défi de fournir une aide médicale avec des ressources limitées et dans des conditions difficiles. Le succès dépend non seulement des connaissances médicales, mais aussi de votre capacité à improviser et à planifier de manière anticipée. Prenons l'exemple des fractures : les attelles pour immobilisation sont essentielles pour prévenir d'autres dommages. En situation d'urgence, vous pouvez les improviser à partir de branches, de bâtons, ou même de vêtements roulés et de ruban adhésif. N'oubliez pas de placer l'attelle de manière à stabiliser l'articulation au-dessus et en dessous de la fracture. En cas de fractures ouvertes, le risque d'infection est élevé. Nettoyez soigneusement la plaie avec de l'eau propre – de l'eau bouillie est idéale, si possible – et couvrez-la avec un bandage aussi stérile que possible. Les antibiotiques sont cruciaux dans de tels cas, mais gardez à l'esprit les risques d'une utilisation inappropriée et de développement de résistance.

Les brûlures nécessitent également un traitement prudent. Refroidissez la zone touchée avec de l'eau froide, aussi propre que possible, mais pas avec de la glace, afin d'éviter des lésions tissulaires. Les brûlures étendues entraînent une perte de liquide significative et nécessitent une thérapie liquidienne agressive, ce qui représente un grand défi dans un scénario de catastrophe. Concentrez-vous sur la fourniture d'eau potable propre. Bien que la formule de Parkland offre une orientation pour le calcul des liquides, elle est souvent difficile à appliquer en pratique. Surveillez attentivement le patient pour détecter des signes de déshydratation et de choc.

L'hygiène est primordiale dans toute situation médicale d'urgence. Se laver les mains avec du savon, si disponible, ou utiliser un désinfectant à base d'alcool réduit considérablement la transmission des germes. Improvisez si nécessaire : la cendre et l'eau peuvent servir de substitut au savon. La stérilisation des instruments est idéale, mais souvent difficile à réaliser en pratique. Concentrez-vous sur un nettoyage approfondi avec de l'eau bouillante, si possible. En cas de plaies par perforation : ne retirez jamais les objets enfoncés ! Stabilisez l'objet et contrôlez le saignement avec un bandage compressif.

Un sac d'urgence bien planifié est votre meilleur allié. En plus des articles standard tels que les fournitures de bandage, les analgésiques et les antiseptiques, pensez également à vos besoins individuels : médicaments chroniques, allergies, régimes alimentaires spéciaux. Vérifiez régulièrement la date de péremption de vos médicaments et complétez les articles manquants. Apprenez à utiliser des objets du quotidien à des fins médicales. Un sac à dos robuste, une couverture de survie et un bon livre de premiers secours sont des investissements précieux.

La médecine de catastrophe peut sembler intimidante, mais avec la bonne préparation, vous pouvez considérablement améliorer votre capacité d'action en période de crise. Investissez dans votre formation, pratiquez des compétences pratiques et planifiez à l'avance. Votre capacité à agir calmement et de manière réfléchie en situation d'urgence peut sauver des vies – peut-être même la vôtre.

5. Médecine de plein air et prévention

À quoi bon le meilleur kit de premiers secours si l'on ne sait pas comment éviter les dangers ? La nature offre d'innombrables défis pour le corps et l'esprit - des températures extrêmes aux plantes toxiques. Par une action préventive et des connaissances solides, de nombreuses situations critiques peuvent être désamorcées à l'avance. Ce chapitre transmet des bases essentielles pour un comportement sûr en pleine nature et présente des stratégies éprouvées pour minimiser les risques. Les techniques et principes présentés ici peuvent faire la différence décisive entre la survie et l'échec dans des situations extrêmes.

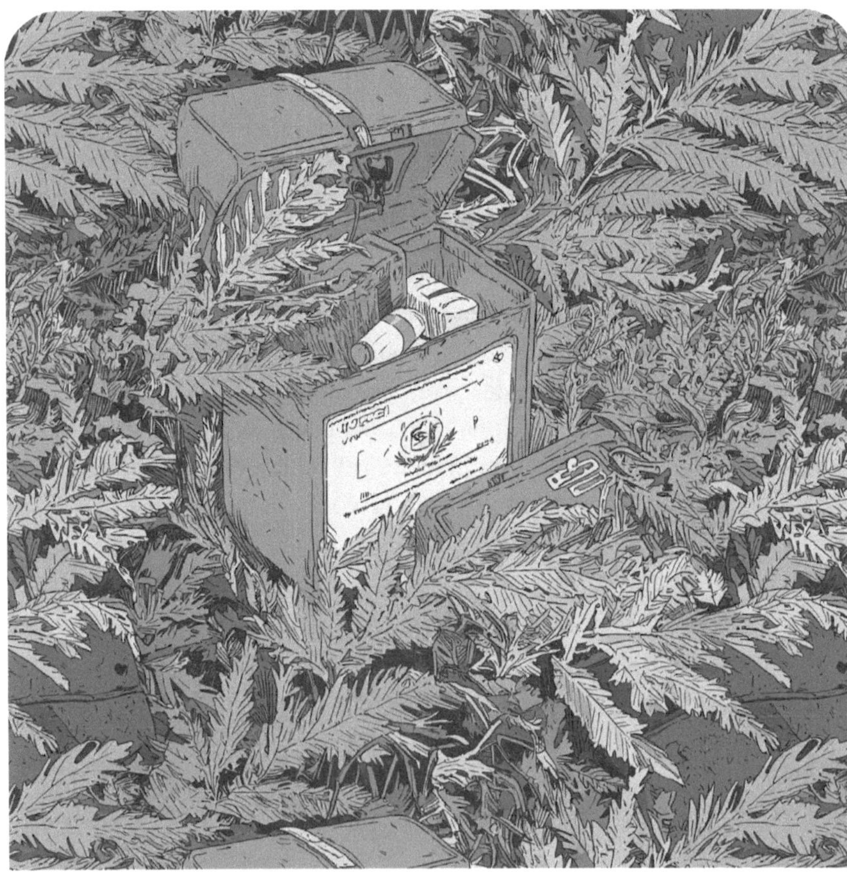

5. 1 Mesures préventives

La prévention dans le domaine de l'extérieur minimise les risques pour la santé et maximise la performance dans des environnements difficiles. Des stratégies efficaces aident à prévenir les infections, les blessures et d'autres urgences médicales. Des facteurs tels que le système immunitaire, la capacité de charge et une planification adaptée jouent un rôle décisif. Préparez-vous de manière optimale et maîtrisez chaque défi – ce chapitre vous montre comment.

Une approche holistique de la prévention de la santé, qui inclut en plus des mesures d'hygiène, l'adaptation à la charge, une alimentation équilibrée, une activité physique régulière et une gestion consciente des interventions médicales, renforce durablement le système immunitaire et augmente la résilience en période de crise.

Prévention de la santé

La prévention de la santé englobe des stratégies et des mesures visant à maintenir et à améliorer la santé. Un aspect important est la prévention des maladies infectieuses, en particulier dans le secteur de la santé. La transmission du VIH se fait principalement par contact avec du sang infecté, souvent par des blessures par piqûre d'aiguille [s89]. Les mesures de précaution universelles, telles que le port de gants et de vêtements de protection, réduisent le risque d'infection. La prophylaxie post-exposition (PEP) peut prévenir une infection par le VIH après une exposition potentielle, mais doit être commencée dans les 72 heures et ne remplace pas les méthodes de prévention régulières [s90]. En plus des mesures de précaution universelles, l'hygiène des mains, les mesures de précaution basées sur la transmission et la bonne stérilisation des dispositifs médicaux sont essentielles pour minimiser la propagation des infections dans le secteur de la santé [s91]. Les vaccinations pour le personnel médical protègent à la fois les employés et les patients. Un autre aspect important de la prévention de la santé est le recours à des examens de santé. Des études montrent que les immigrants ont moins souvent recours aux examens de santé, aux vaccinations ou aux

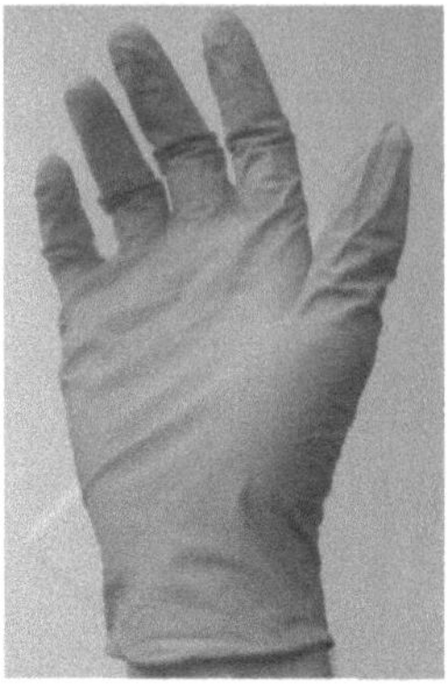

Gants [i84]

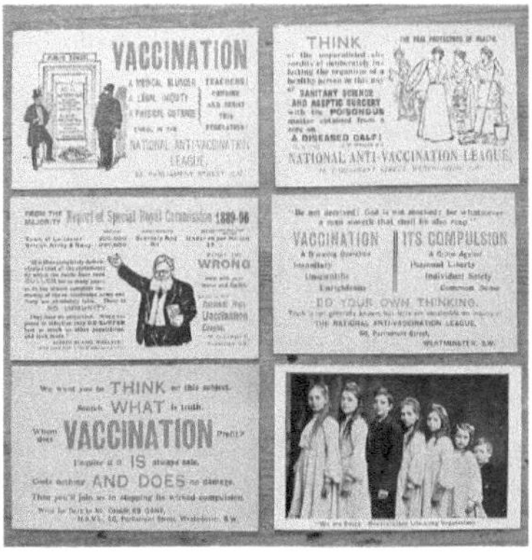

Vaccination [i85]

soins dentaires [s92]. Les barrières linguistiques et les différences culturelles peuvent jouer un rôle. Par conséquent, des campagnes d'information ciblées et des offres accessibles dans différentes langues sont importantes pour surmonter les barrières d'accès et améliorer les soins de santé pour tous les groupes de population. Une prévention de la santé personnalisée, fondée sur une bonne relation médecin-patient, peut réduire le recours aux services d'urgence et diminuer les coûts de santé [s93]. Un premier rendez-vous plus long (60-90 minutes) pour des contrôles de santé permet une consultation approfondie sur les changements de mode de vie et favorise l'engagement des patients. Les personnes âgées bénéficient d'abord davantage des mesures préventives, tandis que les jeunes en tirent profit plus tard grâce à des changements de mode de vie à long terme.

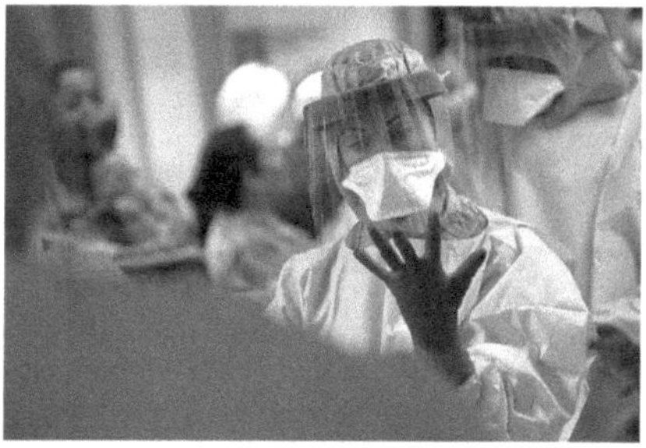

Vêtements de protection [i86]

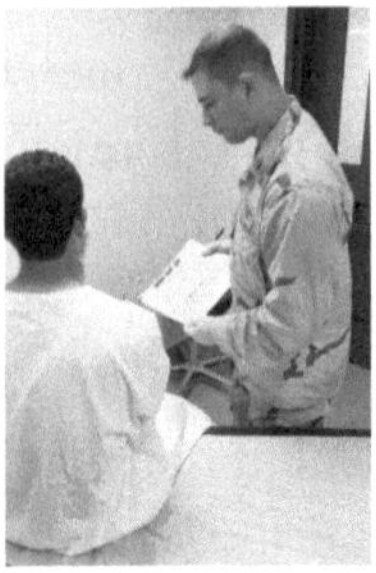

Examen médical préventif [i87]

Mesures préventives en médecine de survie

Répartition des mesures préventives axées sur la survie en milieu sauvage et la préparation aux urgences médicales.

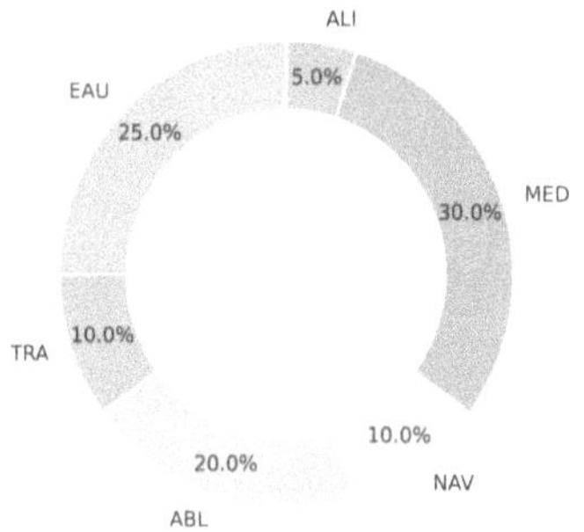

ABL: Construction d'abris et allumage du feu

ALI: Approvisionnement alimentaire (fourrage, chasse, pêche)

EAU: Approvisionnement et purification de l'eau

MED: Compétences et connaissances médicales (premiers soins, médecine en milieu sauvage)

NAV: Navigation et signalisation

TRA: Fournitures de premiers soins et de traumatologie

La visualisation souligne l'importance de la planification et de la préparation proactives. Une partie importante met l'accent sur les compétences et les connaissances médicales, ce qui suggère qu'être capable de traiter les blessures et les maladies est crucial dans les situations de survie. L'approvisionnement et la purification de l'eau ont également un poids considérable, reflétant le besoin critique d'eau potable. L'abri et le feu, fondamentaux pour la survie, représentent un segment important, tandis que la navigation et la signalisation, bien que plus petites, sont toujours essentielles pour assurer le sauvetage ou l'autonomie. L'allocation pour les premiers soins et les soins traumatologiques souligne le potentiel de blessures dans les environnements austères. Enfin, la part relativement plus petite consacrée à l'approvisionnement alimentaire suggère que la survie à court terme repose davantage sur la préparation médicale et les besoins immédiats comme l'eau et un abri, plutôt que sur des compétences de recherche de nourriture ou de chasse approfondies.

Adaptation à l'effort

L'adaptation à l'effort décrit la capacité du corps à s'ajuster aux exigences physiques. L'organisme réagit à des stimuli tels que la charge mécanique, notamment sur les os, en modifiant ses structures et ses fonctions. [s94] Un entraînement régulier avec une augmentation progressive de la charge – par exemple, par l'entraînement en force ou la course – conduit à une densité osseuse plus élevée. [s94] Non seulement l'intensité de la charge, mais aussi la fréquence des séances d'entraînement influencent l'adaptation du système squelettique. [s94] Plus il y a de cycles de charge effectués, plus la densité osseuse augmente de manière mesurable. [s94] L'ensemble de la charge, c'est-à-dire la combinaison de l'intensité, de la fréquence et du nombre de cycles de charge, a un effet positif sur la densité osseuse. [s94] Un plan d'entraînement avec un nombre croissant de répétitions et de séries, adapté au niveau de performance individuel, favorise le développement de la masse osseuse et renforce ainsi durablement le système squelettique.

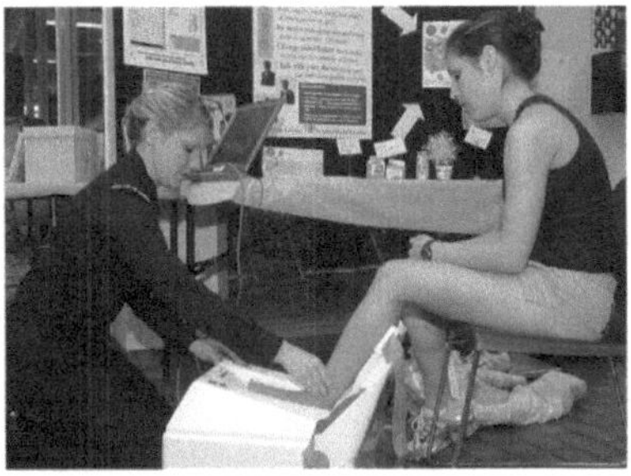

Densité osseuse [i88]

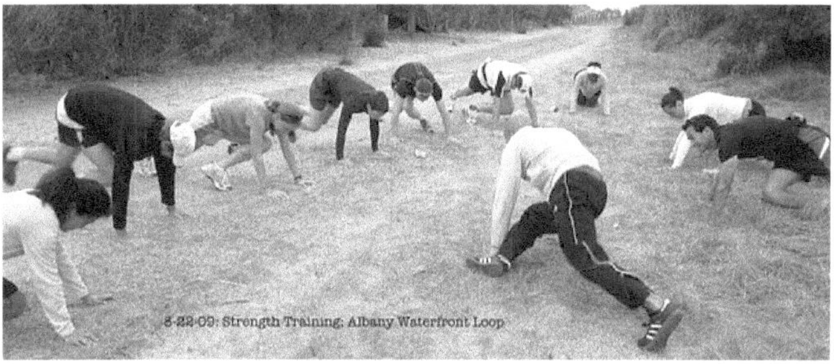

Musculation [i89]

Bon à savoir

Adaptation à l'effort

Dans le contexte de la médecine de survie et de l'urgence, l'adaptation à l'effort est essentielle pour préparer le corps aux défis physiques inhabituels. Un corps entraîné est plus résistant aux blessures et peut mieux gérer les charges en situation d'urgence.

Dégradation des performances sous stress

Illustre le déclin des performances physiques et cognitives sous la contrainte au fil du temps.

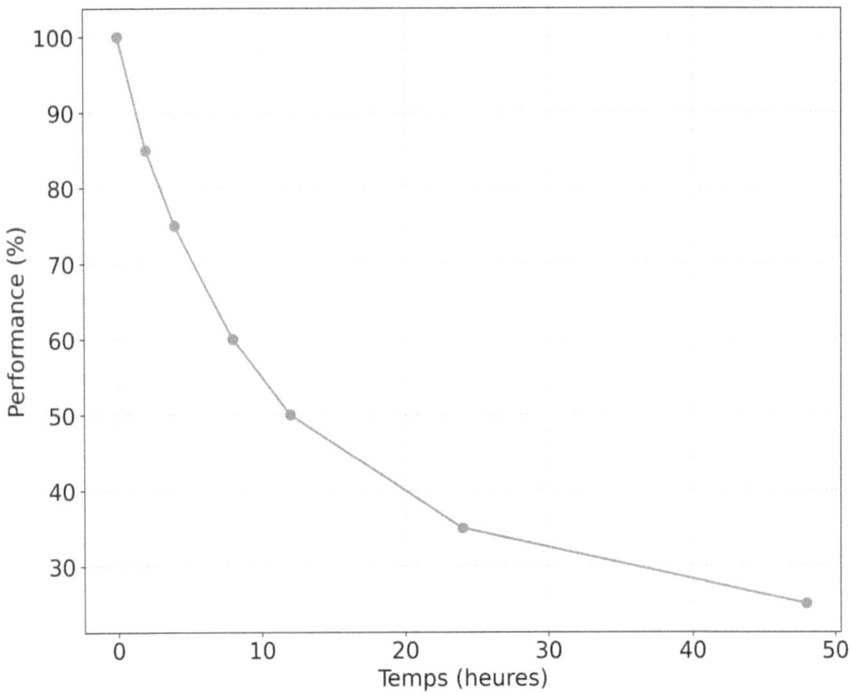

Le graphique montre une baisse initiale rapide des performances suivie d'une diminution plus lente, mais continue. Cela souligne l'importance d'une intervention précoce et de techniques de gestion du stress dans les situations de survie. Un stress prolongé affecte considérablement la capacité d'un individu à effectuer des tâches essentielles, ce qui impacte ses chances de survie.

Renforcement du système immunitaire

Un système immunitaire robuste est la base de la résistance aux agents pathogènes. En plus d'éviter les infections par des mesures d'hygiène telles que le lavage des mains minutieux [s95], une approche préventive visant à renforcer les défenses naturelles du corps contribue de manière significative à la santé [s96]. La prévention primaire, axée sur la promotion de la santé générale, comprend des stratégies telles qu'une alimentation équilibrée et une activité physique régulière [s96]. Une alimentation riche en nutriments fournit au corps des vitamines et minéraux essentiels, indispensables au bon fonctionnement du système immunitaire. Un programme d'entraînement intégrant des éléments d'endurance et de force peut optimiser la réponse immunitaire et réduire la susceptibilité aux infections. Par exemple, un programme d'entraînement hebdomadaire comprenant trois séances d'endurance, comme la course à pied ou le cyclisme, et deux séances de musculation, par exemple avec le poids du corps ou des haltères légers, peut renforcer les défenses. Cette combinaison d'alimentation et d'exercice constitue une base importante pour un système immunitaire résilient. De plus, éviter les interventions médicales excessives, un point central de la prévention quaternaire [s96], est pertinent pour ne pas surcharger inutilement le système immunitaire. Trop de médicaments ou de traitements peuvent perturber l'équilibre naturel du corps et affaiblir les défenses. Une approche consciente des interventions médicales et un accent sur les méthodes naturelles de promotion de la santé contribuent à maintenir un système immunitaire fort et fonctionnel.

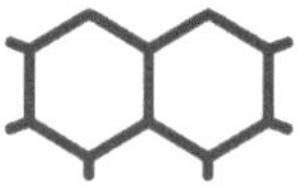

Bon à savoir

Alimentation équilibrée

Une alimentation qui fournit tous les nutriments nécessaires en quantités appropriées pour maintenir le corps en bonne santé dans une situation de survie. Cela inclut la connaissance des plantes sauvages comestibles et la préparation sécurisée des aliments.

Prévention

Mesures préventives pour éviter les maladies ou les blessures, par exemple les vaccinations ou la constitution de provisions.

Infections

L'intrusion et la multiplication d'agents pathogènes dans le corps, ce qui peut entraîner des maladies. Dans le contexte de la survie, les infections représentent une menace sérieuse et leur prévention par l'hygiène et les soins des blessures est essentielle.

Mesures d'hygiène

Pratiques visant à maintenir la propreté et la santé pour prévenir les infections, par exemple le lavage des mains, l'ébullition de l'eau ou la construction de latrines.

Prévention quaternaire

Se réfère aux mesures visant à éviter des traitements médicaux inutiles et ainsi prévenir des dommages. Dans un contexte de survie, cela peut signifier recourir à des méthodes de guérison naturelles lorsque cela est possible et n'appliquer des procédures invasives qu'en cas d'urgence.

Stratégies de renforcement du système immunitaire

Efficacité et intensité des ressources des méthodes de renforcement immunitaire.

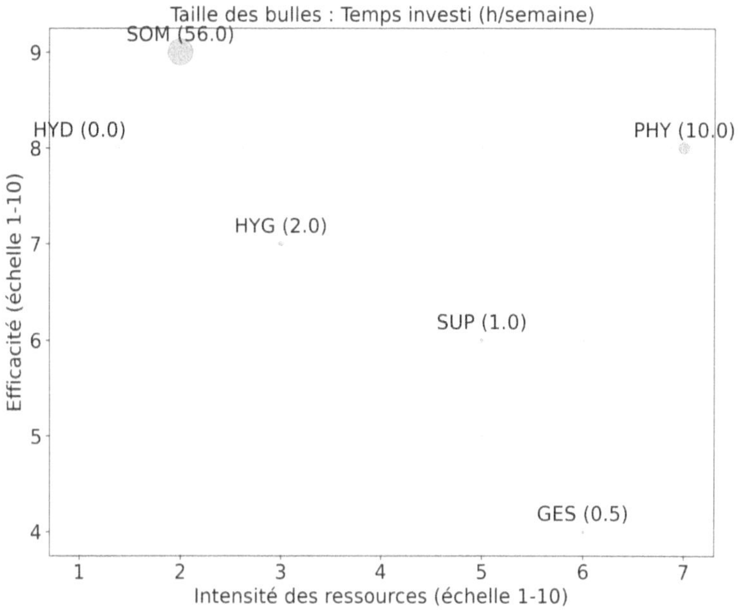

Blasengröße: Temps investi (h/semaine)

GES: Gestion du stress

HYD: Hydratation

HYG: Pratiques d'hygiène

PHY: Forme physique

SOM: Sommeil

SUP: Supplémentation

Le sommeil et l'hydratation présentent une efficacité élevée avec un faible investissement en ressources. La supplémentation offre une efficacité modérée mais peut consommer beaucoup de ressources. Bien que la forme physique renforce considérablement l'immunité, elle exige beaucoup de temps et d'efforts. Les pratiques d'hygiène offrent une bonne efficacité pour un investissement relativement faible en ressources, ce qui souligne leur importance. Le graphique suggère de donner la priorité au sommeil, à l'hydratation et à l'hygiène pour un soutien immunitaire efficace, tout en tenant compte de la supplémentation et de la forme physique en fonction des ressources et des priorités individuelles.

Conseils concrets

- Envisagez d'acquérir une petite pompe à eau filtrante manuelle pour garantir l'accès à de l'eau potable en cas d'urgence.
- Renseignez-vous sur les plantes sauvages comestibles de votre région et exercez-vous à les identifier pour compléter votre approvisionnement alimentaire en cas de besoin.
- Entraînez régulièrement votre capacité d'orientation avec une carte et une boussole afin de trouver votre chemin sans GPS.
- Développez un signal d'urgence personnel que vous et vos compagnons pouvez utiliser en cas de séparation.
- Procurez-vous un petit carnet imperméable et un stylo pour documenter des informations importantes, des observations ou l'évolution d'une maladie.
- Ajoutez un petit sifflet à votre kit d'urgence – il est plus léger et plus compact qu'un klaxon et peut néanmoins appeler efficacement à l'aide.
- Exercez-vous à allumer un feu avec différentes méthodes, par exemple avec un firesteel et du tinder, pour pouvoir allumer un feu même par temps humide.
- Apprenez des techniques de nœuds de base pour sécuriser des objets, construire une civière de fortune ou établir un abri en cas d'urgence.
- Procurez-vous un livre de premiers secours pour la nature et lisez-le régulièrement pour rafraîchir vos connaissances en médecine de plein air.

5. 2 Détection des dangers

Les dangers se cachent dans la nature de manière variée et inattendue. Des événements météorologiques extrêmes aux animaux venimeux en passant par les agents pathogènes – la nature comporte des risques qui, en cas d'urgence, nécessitent des décisions vitales. Un comportement inapproprié peut avoir des conséquences graves, allant des infections et des intoxications aux blessures potentiellement mortelles. Ce chapitre fournit les connaissances nécessaires pour reconnaître et évaluer correctement les dangers potentiels en plein air. Préparez-vous et apprenez à lire les signes de la nature – votre sécurité en dépend.

Les événements météorologiques extrêmes augmentent le risque d'infections, c'est pourquoi l'hygiène, la désinfection et les vaccinations sont essentielles en période de crise.

Risques liés aux conditions météorologiques

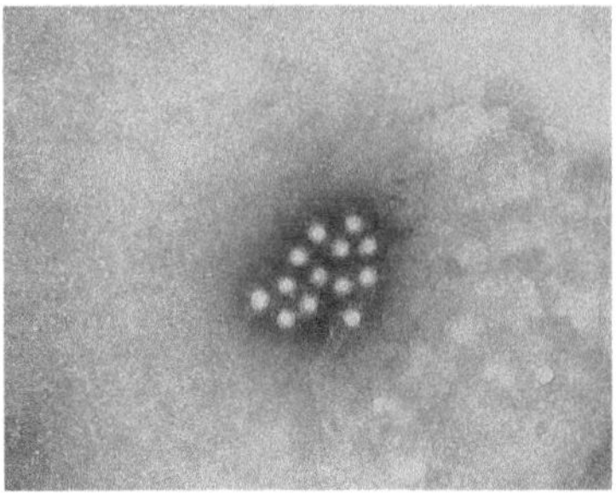

Hépatite A [i90]

Les risques liés aux conditions météorologiques représentent des dangers considérables en situation d'urgence. En plus des menaces évidentes telles que l'hypothermie ou le coup de chaleur, les événements météorologiques extrêmes comportent souvent des risques sanitaires inattendus. Les fortes pluies, les inondations et les ouragans peuvent favoriser la propagation de infektionskrankheiten, en particulier dans les régions à infrastructure insuffisante. [s97] Les blessures causées par des débris volants ou des bâtiments effondrés augmentent la vulnérabilité aux infections des plaies. Le contact avec de l'eau contaminée peut entraîner des infections cutanées et infections des tissus mous. En même temps, le risque d'infections gastro-intestinales et infections respiratoires augmente, en raison d'une hygiène insuffisante et de la propagation de pathogènes dans les zones inondées. [s97] Les groupes vulnérables, tels que les personnes âgées ou celles ayant des antécédents médicaux, sont souvent particulièrement touchés. Une approche proactive est donc essentielle. Il est conseillé d'emporter

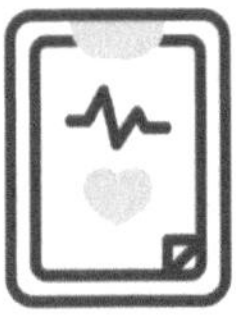

une trousse de premiers secours contenant des désinfectants, des fournitures pour les plaies et suffisamment de médicaments. L'eau doit être bouillie ou désinfectée avant d'être bue. Des vêtements de protection et un spray anti-insectes aident à minimiser le risque de maladies transmises par des vecteurs, telles que le paludisme ou la dengue, dont les schémas de propagation peuvent être influencés par des catastrophes hydrologiques. [s97] Bien que les restes humains après de tels événements ne présentent pas de risque d'infection pertinent, [s97] il est néanmoins crucial de respecter les mesures de protection. Des vaccinations précoces contre le tétanos, la typhoïde et l'hépatite A peuvent offrir une protection supplémentaire.

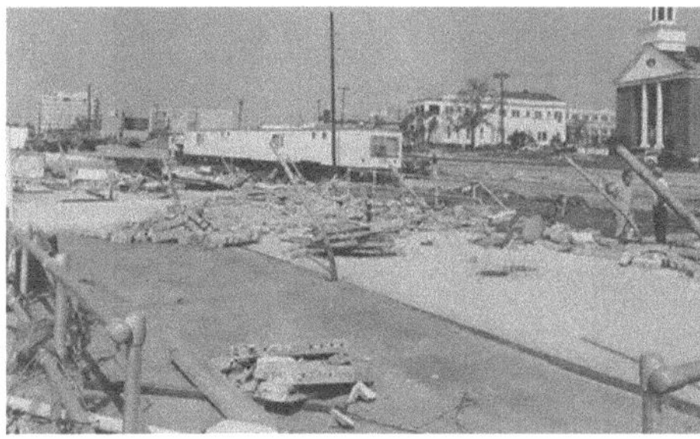

Ouragan [i91]

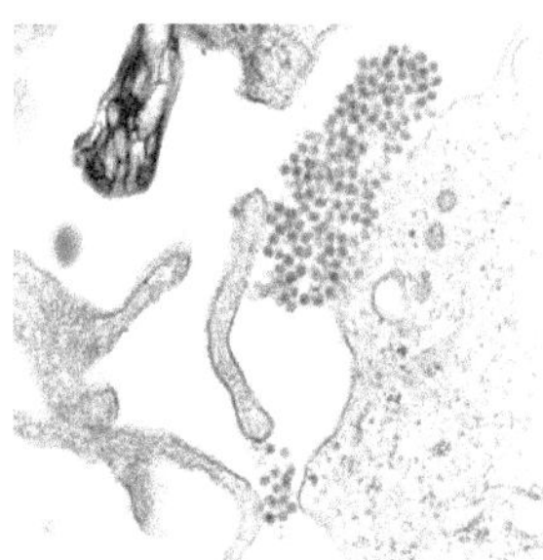

Fièvre de la dengue [i92]

Bon à savoir

Hydrologique

Hydrologique se réfère à l'eau, son cycle et sa distribution sur Terre. Les catastrophes hydrologiques telles que les inondations peuvent influencer la propagation des maladies.

Groupe vulnérable

Les groupes vulnérables, tels que les personnes âgées, les enfants et les personnes ayant des antécédents médicaux, sont particulièrement à risque en situation d'urgence et nécessitent une attention et un soutien particuliers.

Infection des tissus mous

Les infections des tissus mous affectent les tissus sous la peau, tels que les muscles et le tissu adipeux. Elles peuvent être causées par des bactéries, des champignons ou des parasites et nécessitent souvent un traitement médical.

Infection respiratoire

Les infections respiratoires affectent les poumons et les voies respiratoires et peuvent varier d'un simple rhume à une pneumonie sévère. La toux, les difficultés respiratoires et la fièvre sont des symptômes fréquents.

Dengue

La dengue est une maladie virale transmise par les moustiques, provoquant une forte fièvre, des maux de tête intenses, des douleurs musculaires et des éruptions cutanées.

Risques météorologiques courants en situation de survie

Fréquence des aléas météorologiques

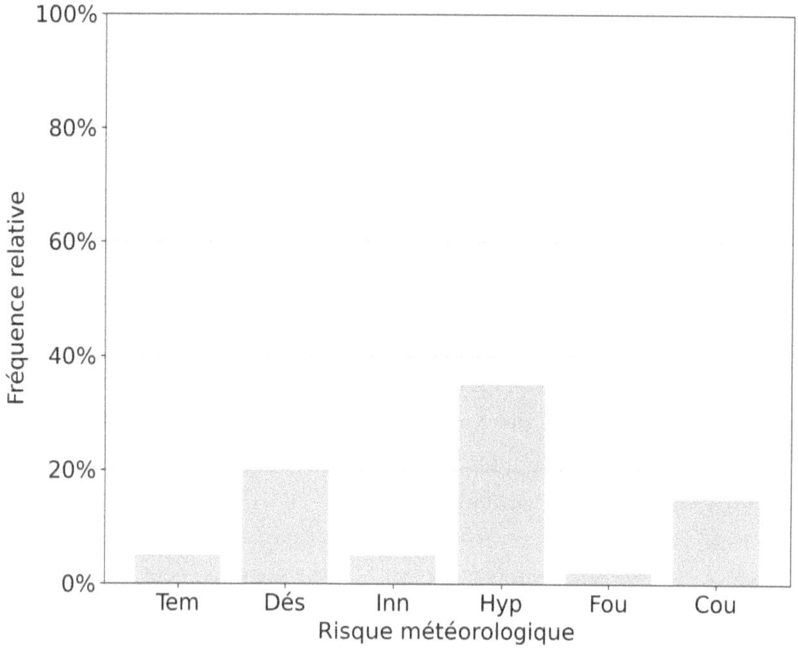

Cou: Coup de soleil/Exposition

Fou: Foudre

Inn: Inondation éclair

Dés: Déshydratation

Hyp: Hypothermie

Tem: Tempête de neige

Ce graphique met en évidence les fréquences relatives de divers dangers liés aux conditions météorologiques dans les scénarios de survie. L'hypothermie et l'hyperthermie présentent des menaces importantes, soulignant l'importance des stratégies de régulation de la température. La déshydratation, souvent exacerbée par la chaleur, pose également un risque considérable. Bien que moins fréquents, les événements météorologiques violents comme les crues éclair et les blizzards peuvent être catastrophiques, soulignant la nécessité d'une préparation et d'une réponse rapide. La compréhension de ces risques permet une préparation priorisée et une prise de décision éclairée dans les situations de survie.

Animaux dangereux

Les dangers animaux représentent une menace sérieuse dans la nature. Les insectes, araignées et scorpions peuvent injecter du venin par leurs piqûres ou morsures, provoquant des réactions locales telles que douleur, gonflement et rougeurs. [s98] Des réactions allergiques aux venins d'insectes sont possibles, allant d'éruptions cutanées à des chocs anaphylactiques potentiellement mortels. En cas de piqûres dans la bouche et la gorge, il existe un risque d'étouffement dû au gonflement qui en résulte. Par exemple, une piqûre d'araignée à toile en entonnoir peut entraîner une insuffisance respiratoire, en particulier chez les enfants et les personnes âgées. [s98] En plus des piqûres et morsures, d'autres sources de danger existent dans le règne animal. Le contact avec les poils de chenilles toxiques peut provoquer de fortes irritations cutanées et des inflammations. Les amphibiens et reptiles venimeux, tels que certaines grenouilles, crapauds, salamandres et serpents, libèrent des toxines par leur peau ou par leurs morsures, ayant divers effets sur l'organisme humain – allant de troubles locaux à des intoxications systémiques. Même les grands animaux sauvages présentent des dangers. Les prédateurs comme les ours, loups ou grands félins peuvent causer de graves blessures par morsures et griffures. Même les herbivores comme les cerfs ou sangliers peuvent attaquer et blesser lorsqu'ils se sentent menacés. Pour minimiser le risque d'attaques animales, il est conseillé de se comporter prudemment dans leur habitat, de ranger les déchets en toute sécurité et de ne pas laisser de nourriture à découvert. Des vêtements clairs et des répulsifs contre les insectes réduisent les piqûres d'insectes. Lors d'une rencontre avec des animaux sauvages, il est important de rester calme, de reculer lentement et d'éviter le contact visuel direct. Après une morsure ou une piqûre d'araignée, la plaie doit être nettoyée et surélevée. En cas de symptômes graves ou de suspicion de réaction allergique, il est impératif de demander une aide médicale immédiatement.

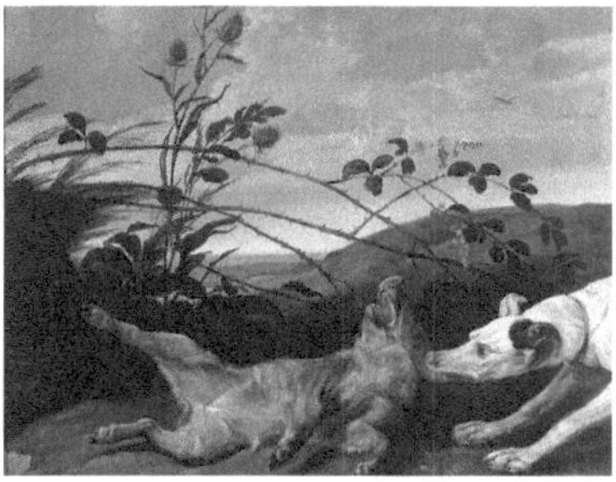

Sanglier [i93]

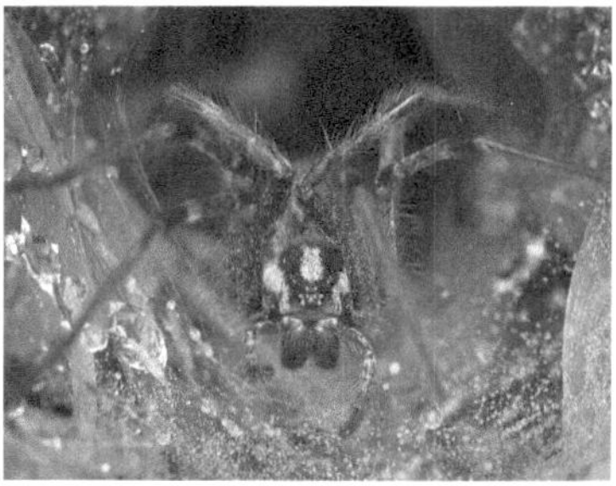

Mygale à toile-entonnoir [i94]

Bon à savoir

Choc anaphylactique

Un choc anaphylactique est une réaction allergique grave et potentiellement mortelle qui peut survenir en quelques secondes ou minutes après un contact avec un allergène. Les symptômes incluent des difficultés respiratoires, des vertiges, de l'urticaire et une chute de la pression artérielle. Dans un contexte de survie, une action rapide est essentielle pour maintenir les voies respiratoires dégagées et stabiliser la circulation.

Intoxication systémique

Une intoxication systémique se produit lorsque des substances toxiques pénètrent dans la circulation sanguine et se propagent dans tout le corps. Les symptômes varient selon le type de poison, mais peuvent entraîner une défaillance organique, des dommages neurologiques ou la mort. Dans une situation de survie, l'identification de la source de poison et la mise en œuvre de mesures appropriées pour la détoxification sont cruciales.

Niveau de danger des animaux

Comparaison des niveaux de danger des animaux.

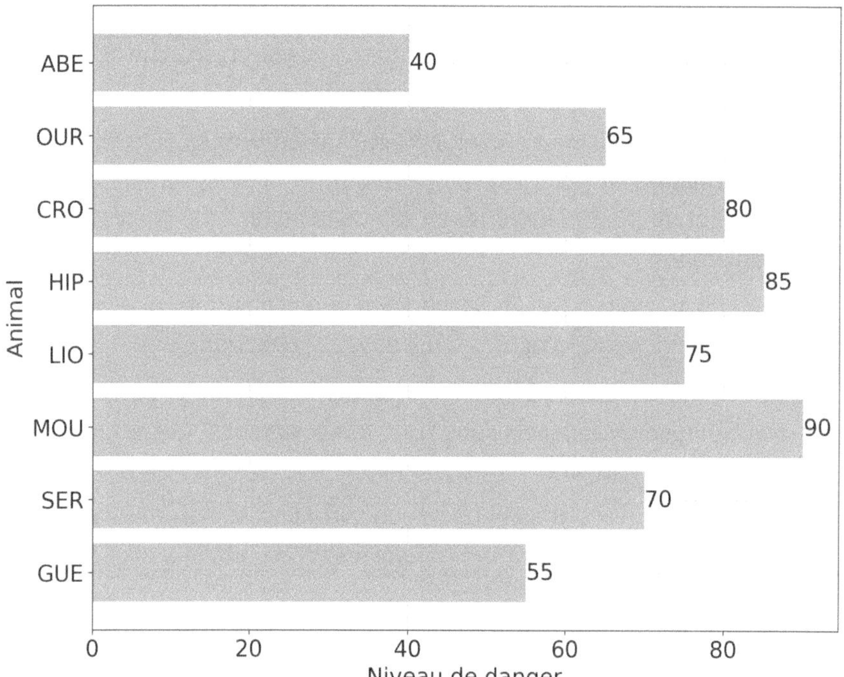

ABE: Abeille (africanisée)

GUE: Guêpe (diverses)

LIO: Lion

OUR: Ours noir

CRO: Crocodile

HIP: Hippopotame

MOU: Moustique

SER: Serpent (venimeux)

Le diagramme à barres horizontales représente visuellement le danger relatif posé par différentes espèces animales, mettant en évidence celles qui nécessitent une plus grande prudence et une meilleure préparation dans un contexte de survie. Les animaux ayant des valeurs plus élevées représentent une menace beaucoup plus importante pour la sécurité humaine.

Conseils concrets

- Scannez régulièrement votre environnement à la recherche de sources potentielles de danger telles que des branches pendantes, des débris instables ou un terrain inégal.
- Soyez attentif aux changements dans la faune : les alarmes des oiseaux ou un comportement inhabituel des animaux sauvages peuvent indiquer un danger à proximité.
- Observez attentivement les conditions météorologiques et interprétez les formations nuageuses, la direction du vent et les variations de température pour pouvoir réagir rapidement aux changements climatiques.
- Simulez mentalement des scénarios d'urgence et réfléchissez à la manière dont vous réagiriez dans de telles situations.
- Entraînez vos sens : affinez votre perception des sons, des odeurs et des changements visuels dans votre environnement qui pourraient indiquer des dangers.
- Ne vous fiez pas seulement à vos connaissances, mais aussi à votre intuition : si vous ressentez un mauvais pressentiment, enquêtez ou évitez la zone.
- Discutez des sources potentielles de danger avant de commencer une randonnée et élaborez ensemble un plan d'urgence avec vos compagnons.
- Définissez des rôles clairs en cas d'urgence pour pouvoir agir rapidement et de manière coordonnée en cas de besoin.
- Analysez les accidents ou situations d'urgence déjà survenus afin d'en tirer des leçons pour vos futures randonnées.

5. 3 Mesures d'autoprotection

La protection personnelle en situations de survie et d'urgence comprend à la fois une préparation physique, un équipement adéquat et un comportement approprié. Les événements imprévisibles et les situations de stress imposent de fortes exigences au corps et à l'esprit. Des mesures efficaces minimisent les risques et augmentent les chances de survie. L'entretien de l'équipement garantit la fonctionnalité des outils vitaux. Un entretien et une inspection corrects du matériel médical et d'autres équipements sont essentiels pour leur fiabilité en cas d'urgence. Les règles de comportement en situations de crise influencent de manière significative le succès des interventions médicales et la survie personnelle. Préparez-vous de manière optimale et relevez chaque défi – ce chapitre vous fournit les connaissances nécessaires.

La prise en charge continue de soi et la prévention de la santé augmentent la résilience en situation de crise.

Préparation physique

La préparation physique dans le contexte de l'autoprotection et de la médecine d'urgence englobe plus que la simple condition physique. Elle consiste à préparer le corps à des charges imprévues et à des situations de stress. Un programme d'entraînement adapté individuellement constitue la base. Les débutants devraient commencer par des exercices pour les membres supérieurs et inférieurs extrémités, en s'entraînant avec une faible résistance et de nombreuses répétitions pour développer la musculature et éviter les blessures [s99]. Les avancés peuvent augmenter progressivement l'intensité et la résistance. Il en va de même pour l'entraînement d'endurance : une augmentation lente de la charge sur plusieurs semaines et mois permet au système cardiovasculaire et à l'appareil locomoteur de s'adapter [s99]. Par exemple, une personne qui court régulièrement 5 kilomètres ne devrait pas doubler brusquement la distance, mais augmenter de quelques centaines de mètres par semaine. Pour l'entraînement par intervalles à haute intensité, une adaptation progressive au niveau de forme actuel est également conseillée [s99]. Avant chaque entraînement, un échauffement dynamique doit être effectué pour préparer les muscles à l'effort et minimiser le risque de blessure [s99]. Après l'entraînement, une phase de refroidissement est importante pour réduire lentement la fréquence cardiaque et permettre au corps de récupérer [s99]. Les périodes de transition, par exemple après une maladie ou une blessure, nécessitent une intensité d'entraînement adaptée. Le retour progressif au niveau de forme précédent prévient les blessures ou les surcharges [s99]. En plus de l'entraînement, l'hydratation joue un rôle crucial. Une consommation régulière de liquides prévient les problèmes liés à la chaleur et maintient la performance [s99]. L'adaptation aux conditions environnementales, telles que la chaleur ou l'altitude, est également importante. Une acclimatation progressive minimise le risque de maladies liées à l'effort [s99]. Surtout dans des environnements inconnus, il est conseillé de prendre le temps de s'habituer aux conditions avant de s'exposer à des efforts physiques importants. Un programme d'entraînement doit tenir compte des limitations de santé, y compris celles qui peuvent être encore non détectées [s99]. Des examens médicaux réguliers sont recommandés pour vérifier l'état de santé et adapter le programme d'entraînement en conséquence.

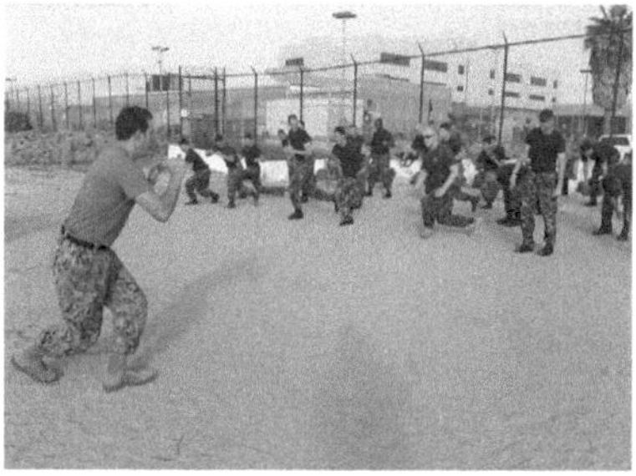

Échauffement dynamique [i95]

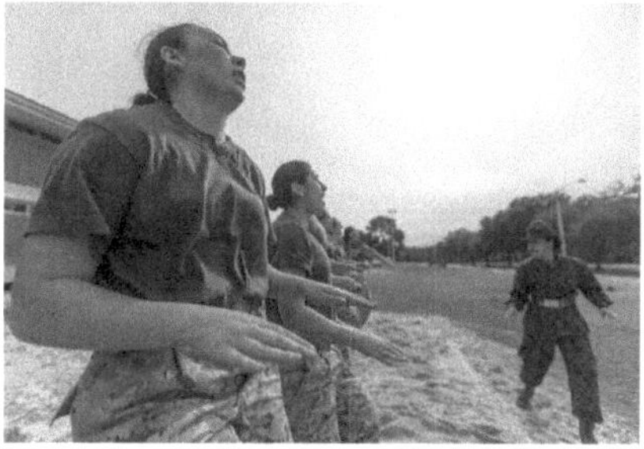

Entraînement fractionné de haute intensité (HIIT) [i96]

Bon à savoir

Échauffement dynamique

Avant des efforts physiques en pleine nature, un échauffement dynamique est important pour préparer les muscles et les articulations à l'effort et réduire le risque de blessure. Cela peut inclure des étirements simples et des mouvements qui simulent les activités à venir.

Hydratation

Une hydratation adéquate est vitale dans des situations de survie pour éviter la déshydratation, qui peut entraîner une perte de performance, des problèmes de santé et, dans les cas extrêmes, la mort. Trouver des sources d'eau et purifier l'eau est donc une tâche prioritaire.

Entraînement par intervalles à haute intensité

L'entraînement par intervalles à haute intensité peut rapidement augmenter l'endurance et la force, mais présente également un risque de blessure plus élevé. Dans une situation de survie, cette méthode d'entraînement doit être utilisée avec prudence et uniquement en bonne condition physique.

Système cardiovasculaire

Le système cardiovasculaire est soumis à d'énormes charges dans des situations de survie. L'entraînement d'endurance renforce le cœur et améliore la circulation sanguine, ce qui augmente la capacité du corps à faire face au stress et aux défis physiques.

Progression de la préparation physique

Amélioration des compétences clés de survie au fil du temps.

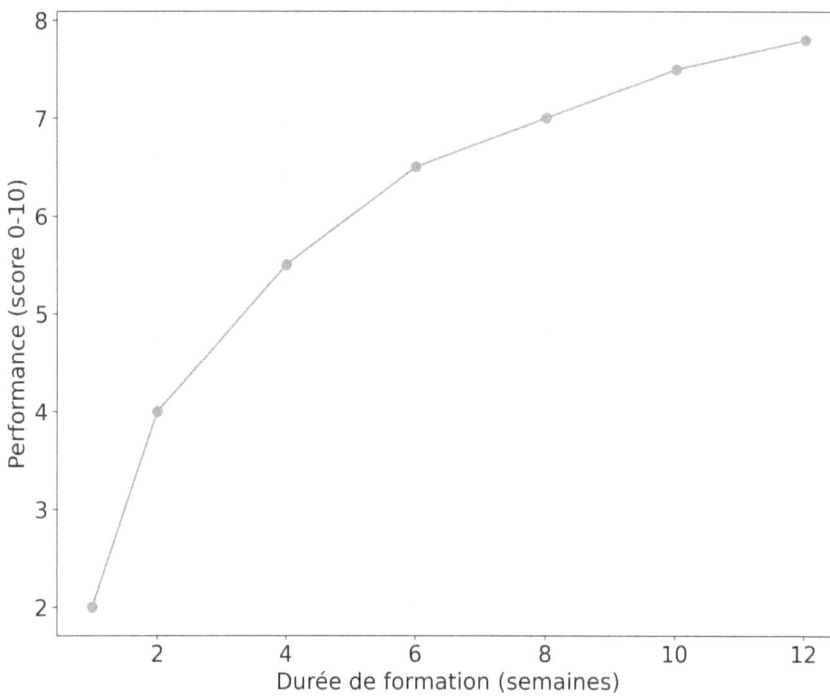

Ce graphique montre une amélioration constante de la préparation physique aux situations de survie. Les gains initiaux sont rapides, probablement dus à l'amélioration de la technique et du conditionnement de base. Le ralentissement ultérieur de la progression indique la difficulté croissante d'atteindre des niveaux de compétence plus élevés. Un entraînement continu et ciblé est essentiel pour maintenir et améliorer encore ces compétences vitales.

Entretien de l'équipement

L'entretien de l'équipement dans le domaine de la médecine de survie et de l'urgence garantit la fonctionnalité de l'équipement et, par conséquent, la survie dans des situations critiques. Un entretien et une inspection réguliers sont nécessaires pour assurer la fiabilité et la disponibilité [s100] [s101]. L'évaluation de l'état doit se baser sur des paramètres spécifiques, classés en catégories telles que les fonctions des appareils, les exigences d'entretien et les risques de sécurité [s100]. Par exemple, une trousse de premiers secours doit être régulièrement vérifiée pour des médicaments périmés ou des bandages endommagés et complétée en conséquence. Les coûts d'entretien doivent être proportionnels aux coûts d'acquisition pour garantir l'efficacité économique [s100]. Le respect des normes nationales ou internationales peut soutenir la gestion efficace de l'entretien [s100]. En plus de la simple fonctionnalité de l'équipement, les conditions de stockage doivent également être régulièrement vérifiées. Elles doivent être conçues de manière sûre et efficace pour garantir la qualité des fournitures [s102]. La mise en œuvre de protocoles et de directives d'entretien contribue également à l'assurance qualité [s102]. L'équipement médical doit également être adapté aux conditions logistiques et aux exigences spécifiques de chaque situation [s103]. Les appareils doivent être conformes aux réglementations en vigueur et faciles à utiliser même en cas de restrictions de ressources [s103]. Une normalisation et une vérification à l'aide d'une liste de contrôle organisée selon le niveau de fourniture requis facilitent le contrôle [s103]. La formation du personnel à l'utilisation de l'équipement et aux protocoles d'entretien et d'inspection est essentielle [s104] [s101]. Des cours de recyclage réguliers garantissent la familiarité avec les procédures [s101]. Un système de gestion complet avec des inspections et des entretiens réguliers soutient l'assurance qualité [s104]. La documentation de tous les travaux d'entretien et d'inspection permet la traçabilité et contribue à la gestion de l'équipement médical [s104]. L'identification et l'évaluation des risques liés à l'utilisation de l'équipement médical aident à prendre des mesures de qualité et de sécurité appropriées [s104]. Un cycle PDCA (Plan-Do-Check-Act) peut améliorer continuellement la qualité des processus d'entretien [s104]. L'acquisition de l'équipement auprès de fournisseurs médicaux réputés empêche l'achat de produits défectueux ou contrefaits [s105]. Le contenu des kits de contrôle des saignements doit inclure des matériaux de soins des plaies standardisés, des tourniquets et des gants de protection [s105]. Le stockage et le rangement de l'équipement doivent être clairement étiquetés et facilement accessibles pour pouvoir réagir rapidement en cas d'urgence [s105]. Le placement des kits doit être stratégique dans des zones à fort passage pour pouvoir fournir rapidement de l'aide en cas de besoin [s105]. Les plans d'urgence doivent contenir des informations sur l'entretien de l'équipement médical et le remplacement des biens médicaux [s101].

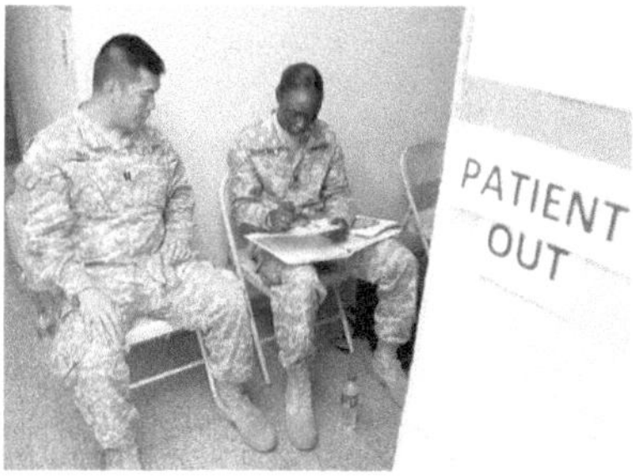

Liste de contrôle [i97]

Bon à savoir

Normalisation

L'utilisation de procédures et de matériaux uniformes pour l'équipement et son entretien, afin d'accroître l'efficacité et d'éviter les erreurs.

Protocole

Une procédure établie pour l'entretien et l'inspection, garantissant que toutes les étapes importantes sont suivies et que l'équipement est prêt à l'emploi en cas d'urgence.

Tourniquet

Un système de compression utilisé pour arrêter le flux sanguin en cas de saignement grave – vital dans une situation de survie.

Effort d'entretien de l'équipement

Répartition de l'effort pour l'entretien de l'équipement.

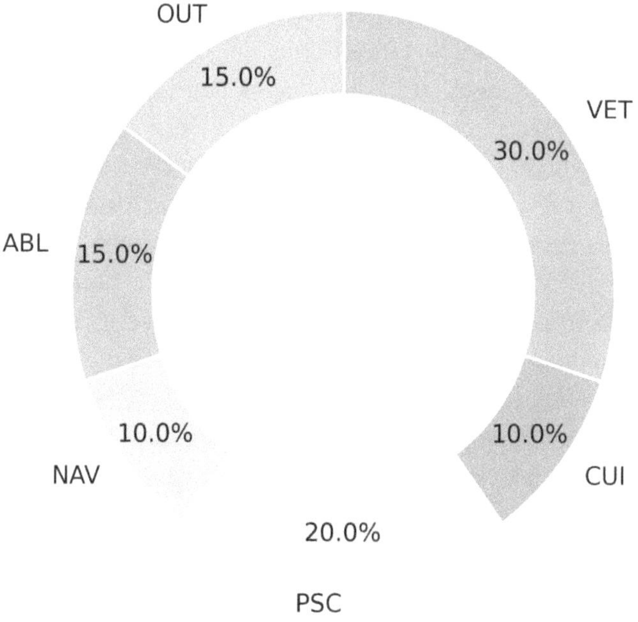

ABL: Abri/Équipement de couchage
NAV: Navigation/Communication
PSC: Premiers soins/Hygiène
CUI: Cuisine/Eau
OUT: Outils/Kit de réparation
VET: Vêtements/Chaussures

Les vêtements nécessitent l'entretien le plus fréquent en raison de l'exposition aux éléments, tandis que les abris et les outils de navigation nécessitent des contrôles moins fréquents mais cruciaux. Les fournitures de premiers soins nécessitent une inspection régulière des dates d'expiration et de l'intégrité. Les outils et les équipements de cuisine nécessitent un entretien modéré en fonction de la fréquence d'utilisation et des conditions.

Règles de conduite

Les règles de conduite en situations de survie et d'urgence influencent de manière significative les chances de survie et le succès des interventions médicales. Une action calme et réfléchie, même sous stress, est essentielle. La panique peut mener à des décisions erronées et aggraver la situation. [s106] La hiérarchisation des priorités est cruciale en cas d'urgence. Les états mettant la vie en danger, tels que des hémorragies sévères ou des difficultés respiratoires, nécessitent une action immédiate. Le contrôle des fonctions vitales (respiration, pouls, conscience) aide à évaluer l'état de la personne concernée. [s106] En cas de blessures à la tête, une prudence particulière est requise. Les personnes inconscientes doivent être placées en position latérale de sécurité pour dégager les voies respiratoires et prévenir l'étouffement par des vomissements. Toute manipulation de la tête ou du cou doit être évitée pour ne pas aggraver d'éventuelles blessures de la colonne vertébrale. [s106] La communication est essentielle en situations d'urgence. Des informations claires et précises aux services de secours facilitent une aide rapide et efficace. Le lieu exact de l'accident, le nombre de blessés et la nature des blessures sont des informations importantes. La documentation des symptômes, des médicaments pris et des allergies peut également être utile dans le cadre des soins médicaux ultérieurs. [s107] Lors de la prise en charge de personnes ayant des pensées ou comportements suicidaires, une communication empathique est particulièrement importante. La désescalade verbale et la création d'un environnement sûr sont prioritaires. L'accès à des objets potentiellement dangereux doit absolument être évité. Après l'intervention de crise immédiate, la mise en relation avec des offres d'aide supplémentaires est indispensable. [s108] Le conseil pour réduire l'accès à des moyens létaux, tels que des armes ou des médicaments, est un aspect important du suivi. L'implication de l'entourage social et le soutien à l'adhésion au traitement peuvent prévenir les rechutes. [s108] En cas d'urgence radiologique, l'autoprotection est primordiale. Le port d'équipements de protection appropriés, tels que des tabliers en plomb et des masques respiratoires, minimise l'exposition aux radiations. Les dosimètres aident à surveiller la dose de radiation individuelle. [s109] La dekontamination rapide par le retrait des vêtements contaminés et le nettoyage des zones de peau touchées est cruciale. Les blessures doivent être soignées et stabilisées pour éviter une contamination supplémentaire. [s109] Lors de l'évacuation des personnes concernées, il est important de veiller à une exécution sûre et douce. Une première intervention médicale doit être effectuée le plus rapidement possible. Un plan d'urgence préparé, incluant des formations et des instructions claires, améliore la réactivité et minimise les conséquences d'un accident radiologique. [s109] Un auto-soin continu et une prévention de la santé contribuent à renforcer la résilience en situations de crise. Une alimentation équilibrée, une activité physique régulière et un sommeil suffisant renforcent le système immunitaire et améliorent la résistance physique et psychologique. La gestion active de la prise de médicaments, en particulier en cas de maladies chroniques, est indispensable. [s107] Par exemple, l'ajustement de la dose de diurétiques en cas d'insuffisance cardiaque, en consultation avec un médecin, peut aider à contrôler les symptômes et à maintenir la qualité de vie. [s107] La planification des voyages doit également tenir compte des besoins de santé individuels. Une assurance voyage et l'emport de médicaments importants sont recommandés. [s107]

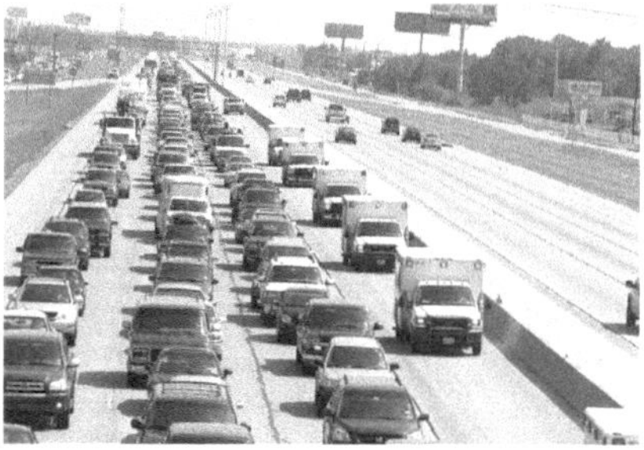

Évacuation [i98]

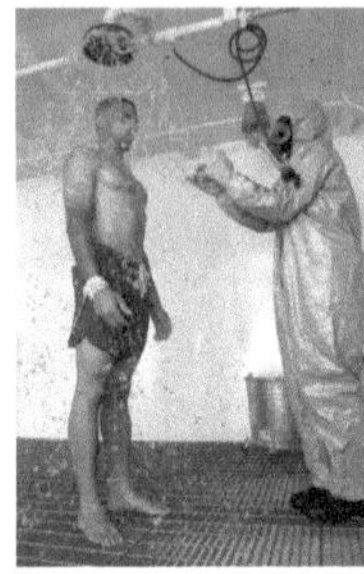

Décontamination [i99]

Blessures de la colonne vertébrale

Un mouvement inapproprié peut entraîner des dommages permanents. En cas de doute, la personne blessée doit être déplacée le moins possible jusqu'à l'arrivée de l'aide professionnelle.

Désescalade

Dans le contexte de la survie et de la médecine d'urgence, la désescalade signifie apaiser une situation pour garantir la sécurité de toutes les personnes impliquées, par exemple lors de rencontres avec des animaux ou des personnes agressives.

Exposition aux radiations

La quantité de radiation à laquelle un corps est exposé. La minimisation de l'exposition aux radiations est cruciale pour réduire les effets négatifs sur la santé.

Fonctions vitales

La surveillance régulière de la respiration, du pouls et de la conscience est essentielle pour évaluer l'état d'une personne blessée et initier des mesures salvatrices.

Position latérale de sécurité

Une mesure salvatrice pour dégager les voies respiratoires et prévenir l'étouffement en cas d'inconscience, particulièrement importante en cas de blessures à la tête.

Importance des règles de sécurité

Priorisation des mesures de sécurité dans les situations de survie.

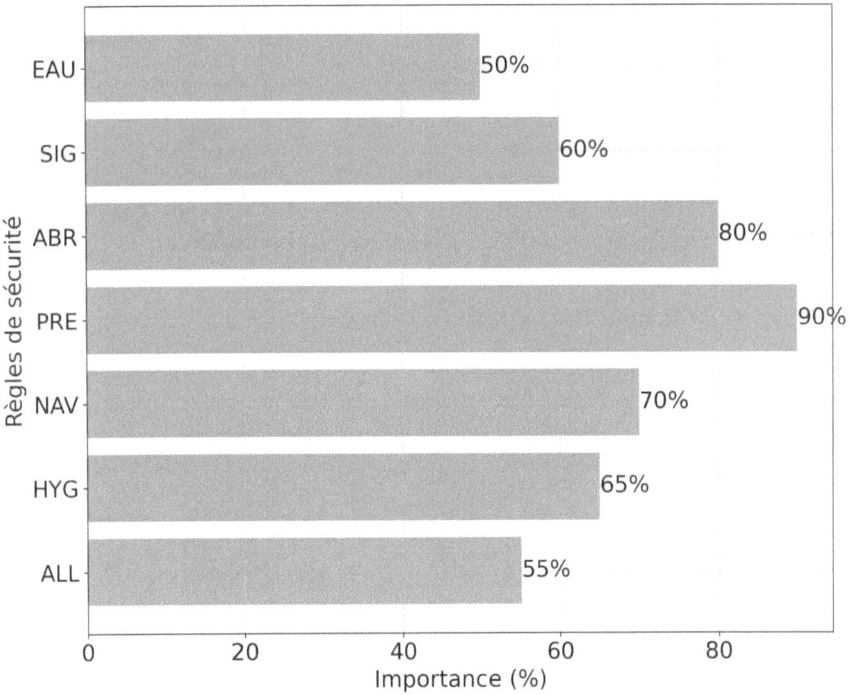

ABR: Abri

EAU: Sécurité de l'eau

NAV: Navigation

SIG: Signalisation

ALL: Allumage du feu

HYG: Hygiène

PRE: Préparation

Le graphique souligne le rôle crucial de la préparation et des mesures proactives. La priorisation des connaissances en premiers soins et des compétences en navigation contribue de manière significative à la survie. Bien que l'abri et la signalisation soient importants, l'accent mis sur la prévention et l'autonomie souligne l'importance de la préparation individuelle.

Conseils concrets

- Entraînez votre équilibre en vous exerçant régulièrement sur des surfaces inégales.
- Apprenez des techniques simples d'autodéfense pour vous protéger en cas d'attaque d'animaux ou d'humains.
- Pratiquez la descente en rappel dans des lieux d'entraînement sûrs pour pouvoir surmonter des pentes raides en terrain accidenté sans vous blesser.
- Renseignez-vous sur les plantes et les animaux venimeux dans votre zone cible et apprenez à les identifier.
- Emportez un sifflet de secours et un miroir de signalisation pour attirer l'attention en cas d'urgence.
- Portez des chaussures robustes, montantes et à bonne adhérence pour minimiser votre risque de blessure en terrain accidenté.
- Informez une personne de confiance de votre itinéraire prévu et de votre date de retour estimée.
- Emportez suffisamment d'eau et de provisions pour être préparé à d'éventuels retards.
- Développez une stratégie pour gérer les animaux agressifs basée sur le bruit, l'odeur ou la lumière.
- Réfléchissez à vos expériences après chaque sortie et optimisez continuellement vos mesures de protection personnelle.
- Faites confiance à vos instincts et interrompez une sortie si vous vous sentez incertain ou mal à l'aise.

Révision - 5. Médecine de plein air et prévention

La médecine de plein air et la prévention ne sont pas des concepts théoriques, mais des compétences essentielles qui peuvent déterminer votre bien-être, voire votre survie, en cas d'urgence. Le chemin vers une préparation optimale commence bien avant le séjour effectif dans la nature. Renforcez progressivement votre condition physique en améliorant votre système cardiovasculaire par des entraînements d'endurance et en renforçant vos muscles par des exercices de force. Veillez toujours à une augmentation progressive de la charge et tenez compte de vos limites individuelles. Une alimentation équilibrée et une hydratation adéquate sont également des éléments importants d'une prévention santé globale. Renseignez-vous à l'avance sur les risques potentiels de votre activité de plein air, qu'il s'agisse de dangers liés aux conditions météorologiques, d'animaux venimeux ou de maladies infectieuses régionales. Ainsi, vous pourrez prendre des mesures préventives ciblées, telles que les vaccinations nécessaires ou l'adaptation de votre trousse de secours.

Le bon équipement est votre bras droit dans le domaine de l'outdoor. Investissez dans du matériel de haute qualité et familiarisez-vous avec son utilisation. Une trousse de premiers secours bien équipée, un couteau fonctionnel et des vêtements imperméables ne sont que quelques exemples. Tout aussi important que le choix de l'équipement est son entretien et sa maintenance. Vérifiez régulièrement l'état de vos ustensiles médicaux, contrôlez les dates de péremption des médicaments et assurez-vous que tous les composants sont prêts à l'emploi. Établissez des listes de contrôle pour votre équipement et entraînez-vous à utiliser des garrots ou d'autres dispositifs médicaux afin de pouvoir réagir rapidement et efficacement en cas d'urgence. N'oubliez pas que même le meilleur équipement est inutile si vous ne savez pas comment l'utiliser.

En situation d'urgence, en plus de la préparation physique, votre force mentale est également mise à l'épreuve. Rester calme, établir des priorités et agir de manière réfléchie sont les règles de conduite les plus importantes en cas de crise. Entraînez-vous à la position latérale de sécurité et apprenez à vérifier les fonctions vitales. Une connaissance approfondie des mesures de premiers secours peut sauver votre vie et celle des autres. N'oubliez pas l'importance de la communication : des informations claires aux secours sont essentielles pour une aide rapide et efficace. Préparez-vous également à d'éventrenes rencontres avec des animaux sauvages. Renseignez-vous sur leur comportement et apprenez comment agir de manière désescalante dans de telles situations.

S'engager dans la médecine de plein air et la prévention peut sembler d'abord un défi. Mais à chaque pas que vous faites vers une meilleure préparation, vous gagnez en sécurité et en confiance en vous. Ne considérez pas cette démarche comme un fardeau, mais comme un investissement dans votre santé et votre bien-être. Une préparation complète vous permet de profiter pleinement de la nature tout en étant prêt à faire face à des situations imprévues. Commencez dès aujourd'hui votre préparation personnelle et vivez la liberté de la nature avec un sentiment de sécurité.

Offres supplémentaires gratuites prévues

Nous sommes heureux de pouvoir vous proposer prochainement des matériels supplémentaires gratuits pour ce livre :

- Un chapitre bonus exclusif avec du contenu supplémentaire
- Un résumé compact du livre entier au format PDF
- Une version dramatique audio (En Projet)

La publication de ces matériels est prévue pour 2025.
N'hésitez pas à visiter notre site web dès aujourd'hui. Dès que notre service de newsletter sera lancé (prévu pour 2025), vous pourrez vous y inscrire pour recevoir des mises à jour et ne manquer aucune nouvelle concernant les offres supplémentaires gratuites.

www.SaageBooks.com/fr/medecine_de_survie-bonus-JUSTA8

Chers lecteurs,

Nous sommes profondément honorés que vous ayez pris le temps de lire notre livre du début à la fin. Notre plus grand souhait est de vous apporter des perspectives précieuses et des conseils pratiques. Votre confiance en notre travail compte beaucoup pour nous. Nous espérons que cette lecture a été enrichissante pour vous. Si vous avez des questions ou des suggestions, n'hésitez pas à nous contacter via notre site web.

Si vous avez apprécié ce livre, nous serions très reconnaissants d'avoir une critique honnête. Vous pouvez facilement laisser votre évaluation honnête sur la plateforme de vente où vous avez acheté le livre.
Merci pour votre soutien !

Bendis Saage

Saage Media GmbH - Équipe

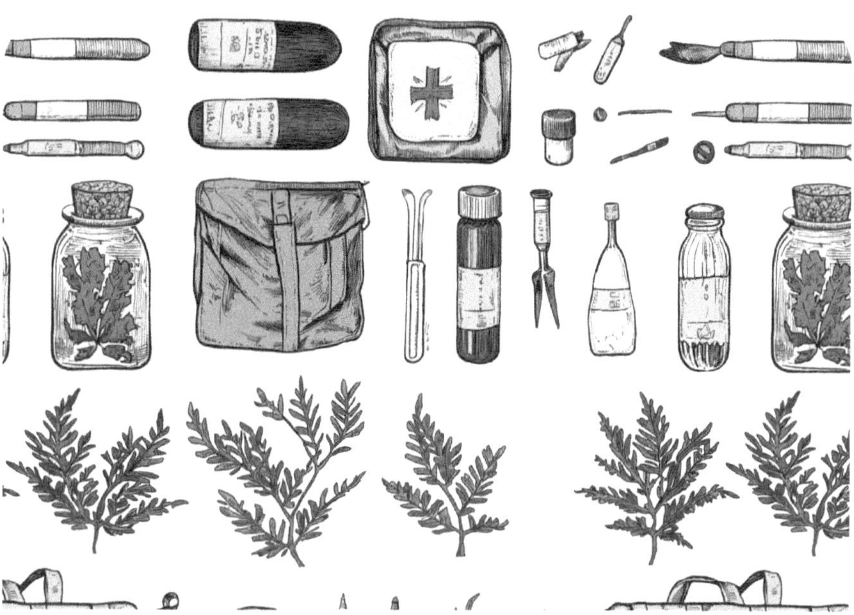

www.SaageBooks.com/fr

Découvrez plus ! Notre site web d'édition vous propose une sélection variée de livres supplémentaires. En plus des contenus gratuits et des bonus exclusifs, vous y trouverez des informations détaillées sur nos œuvres. Parcourez notre vaste offre numérique et laissez-vous inspirer par des expériences de lecture supplémentaires.

www.SaageBooks.com/fr

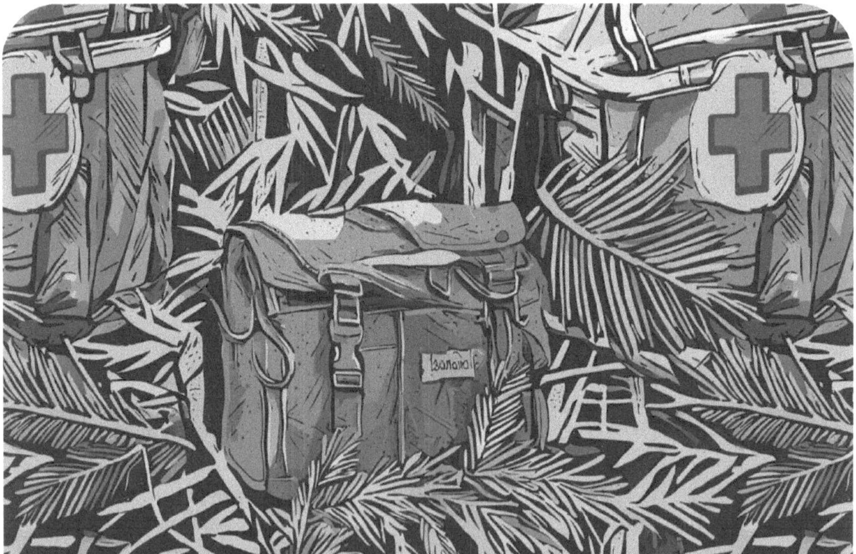

Sources

Nos sincères remerciements vont à tous les auteurs des sources scientifiques et non scientifiques citées, aux opérateurs des sites web référencés et aux créateurs des images, graphiques et études utilisés, dont le précieux travail a contribué à la création de ce livre.
Pour plus d'informations, nous vous recommandons de visiter les sites web sources.
Si vous découvrez des erreurs de correspondance ou d'autres incohérences, veuillez nous contacter.

Toutes les sources ont été consultées pour la dernière fois le: 2025-02-17

[s1] - https://www.nlm.nih.gov/medlineplus/ency/article/000022.htm

Titre:	Unconsciousness - first aid: MedlinePlus Medical Encyclopedia	**par:**	National Library of Medicine
Site web:	MedlinePlus	**Éditeur:**	National Institutes of Health

[s2] - https://pmc.ncbi.nlm.nih.gov/articles/PMC9065878/

Auteur:	Matthew J Douma, Anthony J Handley, Ella MacKenzie, James Raitt, Aaron Orkin, David Berry, Jason Bendall, Domhnall O' Dochartaigh, Christopher Picard, Jestin N Carlson, Therese Djärv, David A Zideman, Eunice M Singletary	**Titre:**	The recovery position for maintenance of adequate ventilation and the prevention of cardiac arrest: A systematic review
DOI:	10.1016/j.resplu.2022.100236	**Date:**	2022 Apr 29
Site web:	PubMed Central (PMC)		

[s3] - https://pubmed.ncbi.nlm.nih.gov/39129725/

Auteur:	Stodola M, Lantz M, Chen T, Marelich A, Philip I	**Titre:**	First Aid Curriculum for Second Year Medical Students
DOI:	10.21980/J8FH2J	**Date:**	07/31/2024
Site web:	PubMed	**Éditeur:**	J Educ Teach Emerg Med

[s4] - https://pmc.ncbi.nlm.nih.gov/articles/PMC11312873/

Auteur:	Megan Stodola, Megan Lantz, Tina Chen, Alexander Marelich, Isaac Philip	**Titre:**	First Aid Curriculum for Second Year Medical Students
par:	Saint Louis University School of Medicine, St. Louis, MO; Saint Louis University Hospital, Department of Emergency Medicine, St. Louis, MO	**DOI:**	10.21980/J8FH2J
Date:	2024 Jul 31	**Site web:**	PubMed Central (PMC)
Éditeur:	Journal of Education & Teaching in Emergency Medicine		

[s5] - https://pmc.ncbi.nlm.nih.gov/articles/PMC5537527/

Auteur:	Balint Banfai, Emese Pek, Attila Pandur, Henrietta Csonka, Jozsef Betlehem	**Titre:**	'The year of first aid': effectiveness of a 3-day first aid programme for 7-14-year-old primary school children
par:	University of Pécs	**DOI:**	10.1136/emermed-2016-206284
Date:	2017 Apr 18	**Site web:**	PubMed Central (PMC)
Éditeur:	Emergency Medicine Journal : EMJ		

[s6] - https://dx.doi.org/10.1186/1757-7241-19-13

Auteur:	Georg Bollig, Anne G Myklebust, Kristin Østringen	**Titre:**	Effects of first aid training in the kindergarten - a pilot study
par:	BioMed Central	**DOI:**	10.1186/1757-7241-19-13
Date:	2011-02-28	**Site web:**	Scandinavian Journal of Trauma, Resuscitation and Emergency Medicine
Éditeur:	BioMed Central		

[s7] - https://pmc.ncbi.nlm.nih.gov/articles/PMC4166986/

Auteur:	Dr Abdulrahman Almesned, Dr Ahmad Almeman, Ali Mohammad Alakhtar, Abdulmajeed Abdulkarim AlAboudi, Ahmed Zabin Alotaibi, Yazeed Abdullah Al-Ghasham, Mohammed Saleh Aldamegh	**Titre:**	Basic life support knowledge of healthcare students and professionals in the Qassim University
par:	Qassim University	**DOI:**	10.12816/0006080
Date:	2014 Apr	**Site web:**	PMC (PubMed Central)
Éditeur:	International Journal of Health Sciences		

[s8] - https://pmc.ncbi.nlm.nih.gov/articles/PMC2600120/

Auteur:	Wanis H Ibrahim	**Titre:**	Recent advances and controversies in adult cardiopulmonary resuscitation
DOI:	10.1136/pgmj.2007.057133	**Date:**	2007 Oct
Site web:	PubMed Central (PMC)	**Éditeur:**	Postgraduate Medical Journal

[s9] - https://www.ncbi.nlm.nih.gov/pmc/articles/PMC8703423/

Auteur:	Andrea Scapigliati, Drieda Zace, Tasuku Matsuyama, Luca Pisapia, Michela Saviani, Federico Semeraro, Giuseppe Ristagno, Patrizia Laurenti, Janet E Bray, Robert Greif, on behalf of the International Liaison Committee on Resuscitation Education, Implementation and Teams Task Force	**Titre:**	Community Initiatives to Promote Basic Life Support Implementation—A Scoping Review
DOI:	10.3390/jcm10245719	**Date:**	2021 Dec 7
Site web:	PubMed Central (PMC)	**Éditeur:**	Journal of Clinical Medicine

[s10] - https://www.ncbi.nlm.nih.gov/books/NBK535393/

Auteur:	Eric R. Donley, Sunil Munakomi, Joshua W. Loyd	**Titre:**	Hemorrhage Control
par:	StatPearls Publishing	**Date:**	2023/08/13
Site web:	NCBI Bookshelf	**Éditeur:**	StatPearls Publishing

[s11] - https://pmc.ncbi.nlm.nih.gov/articles/PMC10662576/

Auteur:	John B Holcomb, Warren C Dorlac, Brendon G Drew, Frank K Butler, Jennifer M Gurney, Harold R Montgomery, et al.	**Titre:**	Rethinking limb tourniquet conversion in the prehospital environment
Site web:	PMC (PubMed Central)		

[s12] - https://www.ncbi.nlm.nih.gov/books/NBK597371/

Auteur:	Sarah Spiegel, Annalee M. Baker	**Titre:**	EMS Junctional Hemorrhage Control
par:	StatPearls Publishing	**Date:**	2023/11/14
Site web:	NCBI Bookshelf	**Éditeur:**	StatPearls Publishing

[s13] - https://pmc.ncbi.nlm.nih.gov/articles/PMC9611563/

Auteur:	Matthew J Levy, Jon Krohmer, Eric Goralnick, Nathan Charlton, Ira Nemeth, Lenworth Jacobs, Craig A Goolsby	**Titre:**	A framework for the design and implementation of Stop the Bleed and public access trauma equipment programs
DOI:	10.1002/emp2.12833	**Date:**	2022 Oct 27
Site web:	PubMed Central (PMC)	**Éditeur:**	Journal of the American College of Emergency Physicians Open

[s14] - https://pmc.ncbi.nlm.nih.gov/articles/PMC9526472/

Auteur:	Alvaro Aguilar-Setién, Nidia Aré chiga-Ceballos, Gary A Balsamo, Amy J Behrman, Hannah K Frank, Gary R Fujimoto, Elizabeth Gilman Duane, Thomas Warner Hudson, III, Shelley M Jones, Luis A Ochoa Carrera, Gregory L Powell, Carrie A Smith, Joni Triantis Van Sickle, Susan E Vleck	**Titre:**	Biosafety Practices When Working with Bats: A Guide to Field Research Considerations
DOI:	10.1089/apb.2022.0019	**Date:**	2022 Sep 14
Site web:	PubMed Central (PMC)	**Éditeur:**	Applied Biosafety: Journal of the American Biological Safety Association

[s15] - https://pmc.ncbi.nlm.nih.gov/articles/PMC10342972/

Auteur:	Sossio Serra, Michele Domenico Spampinato, Alessandro Riccardi, Mario Guarino, Andrea Fabbri, Luciano Orsi, Fabio De Iaco	**Titre:**	Pain Management at the End of Life in the Emergency Department: A Narrative Review of the Literature and a Practical Clinical Approach
DOI:	10.3390/jcm12134357	**Date:**	2023 Jun 28
Site web:	PubMed Central (PMC)	**Éditeur:**	Journal of Clinical Medicine

[s16] - https://www.ncbi.nlm.nih.gov/books/NBK493154/

Auteur:	Amy Givler, Harshil Bhatt, Patricia A. Maani-Fogelman	**Titre:**	The Importance of Cultural Competence in Pain and Palliative Care
par:	National Center for Biotechnology Information (NCBI)	**Date:**	2023/05/22
Site web:	NCBI Bookshelf	**Éditeur:**	StatPearls Publishing

[s17] - https://pmc.ncbi.nlm.nih.gov/articles/PMC10531819/

Auteur:	Pietro Emiliano Doneddu, Umberto Pensato, Alessandra Iorfida, Claudia Alberti, Eduardo Nobile-Orazio, Andrea Fabbri, Antonio Voza	**Titre:**	Neuropathic Pain in the Emergency Setting: Diagnosis and Management
DOI:	10.3390/jcm12186028	**Date:**	2023 Sep 18
Site web:	PubMed Central (PMC)	**Éditeur:**	Journal of Clinical Medicine

[s18] - https://pmc.ncbi.nlm.nih.gov/articles/PMC10342972/

Auteur:	Sossio Serra, Michele Domenico Spampinato, Alessandro Riccardi, Mario Guarino, Andrea Fabbri, Luciano Orsi, Fabio De Iaco	**Titre:**	Pain Management at the End of Life in the Emergency Department: A Narrative Review of the Literature and a Practical Clinical Approach
DOI:	10.3390/jcm12134357	**Date:**	2023 Jun 28
Site web:	PubMed Central (PMC)	**Éditeur:**	MDPI

[s19] - https://pmc.ncbi.nlm.nih.gov/articles/PMC3011108/

Auteur:	Joseph C Maroon, Jeffrey W Bost, Adara Maroon	**Titre:**	Natural anti-inflammatory agents for pain relief
par:	University of Pittsburgh Medical Center, Vanderbilt University	**DOI:**	10.4103/2152-7806.73804
Date:	2010 Dec 13	**Site web:**	PubMed Central (PMC)
Éditeur:	Surgical Neurology International		

[s20] - https://pmc.ncbi.nlm.nih.gov/articles/PMC5628357/

Auteur:	Seungyeop Lee, Dong-Kwon Rhee	**Titre:**	Effects of ginseng on stress-related depression, anxiety, and the hypothalamic–pituitary–adrenal axis
par:	Sungkyunkwan University	**DOI:**	10.1016/j.jgr.2017.01.010
Date:	2017 Jan 24	**Site web:**	PubMed Central (PMC)
Éditeur:	Journal of Ginseng Research		

[s21] - https://www.healthline.com/health/pain-relief/surprising-natural-pain-killers

Auteur:	James Roland	**Titre:**	Natural Pain Relief: Boswellia, Turmeric, and More
par:	Healthline	**Date:**	2017-08-03T10:25:00.000Z
Site web:	Healthline	**Éditeur:**	Healthline Media

[s22] - https://pmc.ncbi.nlm.nih.gov/articles/PMC3011108/

Auteur:	Joseph C Maroon, Jeffrey W Bost, Adara Maroon	**Titre:**	Natural anti-inflammatory agents for pain relief
par:	Department of Neurosurgery, University of Pittsburgh Medical Center, Pittsburgh, PA, USA; Vanderbilt University, Nashville, TN, USA	**DOI:**	10.4103/2152-7806.73804
Date:	2010 Dec 13	**Site web:**	PubMed Central (PMC)
Éditeur:	Surgical Neurology International		

[s23] - https://www.healthline.com/health/willow-bark-natures-aspirin

Auteur:	Rena Goldman, Alina Sharon	**Titre:**	Willow Bark: Nature's Aspirin
par:	Healthline	**Date:**	2014-11-17T08:00:00.000Z
Site web:	Healthline	**Éditeur:**	Healthline Media

[s24] - https://www.mdpi.com/2223-7747/9/6/759

Auteur:	Gabriele Ambu, Ram Prasad Chaudhary, Mauro Mariotti, Laura Cornara	**Titre:**	Traditional Uses of Medicinal Plants by Ethnic People in the Kavrepalanchok District, Central Nepal
par:	Multidisciplinary Digital Publishing Institute	**DOI:**	10.3390/plants9060759
Date:	2020-06-17	**Site web:**	mdpi.com
Éditeur:	Multidisciplinary Digital Publishing Institute		

[s25] - https://pmc.ncbi.nlm.nih.gov/articles/PMC3011108/

Auteur:	Joseph C Maroon, Jeffrey W Bost, Adara Maroon	**Titre:**	Natural anti-inflammatory agents for pain relief
par:	University of Pittsburgh Medical Center, Vanderbilt University	**DOI:**	10.4103/2152-7806.73804
Date:	2010 Dec 13	**Site web:**	PMC (PubMed Central)
Éditeur:	Surgical Neurology International		

[s26] - https://www.mdpi.com/2076-2607/11/1/150

Auteur:	Shekooh Behroozian, James E. A. Zlosnik, Wanjing Xu, Loretta Y. Li, Julian E. Davies	**Titre:**	Antibacterial Activity of a Natural Clay Mineral against Burkholderia cepacia Complex and Other Bacterial Pathogens Isolated from People with Cystic Fibrosis
par:	Multidisciplinary Digital Publishing Institute	**DOI:**	10.3390/microorganisms11010150
Date:	2023-01-06	**Site web:**	mdpi.com
Éditeur:	Multidisciplinary Digital Publishing Institute		

[s27] - https://www.mdpi.com/1999-4923/15/5/1368

Auteur:	Cristian Nomicisio, Marco Ruggeri, Eleonora Bianchi, Barbara Vigani, Caterina Valentino, Carola Aguzzi, Cesar Viseras, Silvia Rossi, Giuseppina Sandri	**Titre:**	Natural and Synthetic Clay Minerals in the Pharmaceutical and Biomedical Fields
par:	Multidisciplinary Digital Publishing Institute	**DOI:**	10.3390/pharmaceutics15051368
Date:	2023-04-29	**Site web:**	MDPI
Éditeur:	Multidisciplinary Digital Publishing Institute		

[s28] - https://pmc.ncbi.nlm.nih.gov/articles/PMC7824034/

Auteur:	Mohammed S M Saleh, Yusof Kamisah	**Titre:**	Potential Medicinal Plants for the Treatment of Dengue Fever and Severe Acute Respiratory Syndrome-Coronavirus
par:	Universiti Kebangsaan Malaysia Medical Center	**DOI:**	10.3390/biom11010042
Date:	2020 Dec 30	**Site web:**	PMC (PubMed Central)
Éditeur:	MDPI		

[s29] - https://pmc.ncbi.nlm.nih.gov/articles/PMC7951395/

Auteur:	Piyush Durani, David Leaper	**Titre:**	Povidone–iodine: use in hand disinfection, skin preparation and antiseptic irrigation
DOI:	10.1111/j.1742-481X.2007.00405.x	**Date:**	2008 Jun 28
Site web:	PubMed Central (PMC)	**Éditeur:**	International Wound Journal

[s30] - https://www.ncbi.nlm.nih.gov/books/NBK556054/

Auteur:	Rosemary J. Oaks, Renford Cindass	**Titre:**	Silver Sulfadiazine
par:	StatPearls Publishing	**Date:**	2023/01/22
Site web:	NCBI Bookshelf	**Éditeur:**	StatPearls Publishing

[s31] - https://pmc.ncbi.nlm.nih.gov/articles/PMC6465080/

Auteur:	Clare F Heal, Jennifer L Banks, Phoebe D Lepper, Evangelos Kontopantelis, Mieke L van Driel	**Titre:**	Topical antibiotics for preventing surgical site infection in wounds healing by primary intention
DOI:	10.1002/14651858.CD011426.pub2	**Date:**	2016 Nov 7
Site web:	PubMed Central (PMC)	**Éditeur:**	The Cochrane Database of Systematic Reviews

[s32] - https://pmc.ncbi.nlm.nih.gov/articles/PMC6073535/

Auteur:	Jennifer Parker-Cote, William J Meggs	**Titre:**	First Aid and Pre-Hospital Management of Venomous Snakebites
par:	Brody School of Medicine at East Carolina University	**DOI:**	10.3390/tropicalmed3020045
Date:	2018 Apr 24	**Site web:**	PMC (PubMed Central)
Éditeur:	MDPI		

[s33] - https://dx.doi.org/10.15441/ceem.21.086?utm_medium=email&utm_source=transaction

Auteur:	Sergio Villegas-Belman, Thania Carolina Esparza-Gallegos, José Alfredo Lizalde-Moreno, Juan Manuel Marquez-Romero	**Titre:**	Fatal arrhythmia following ingestion of hawthorn root (Crataegus pubescens) extract: a case report
par:	Department of Emergency Medicine, Hospital MAC Aguascalientes, Aguascalientes, Mexico; Department of Internal Medicine, Instituto Mexicano del Seguro Social, Aguascalientes, Mexico	**DOI:**	10.15441/ceem.21.086
Date:	2022/7/22	**Site web:**	Clinical and Experimental Emergency Medicine
Éditeur:	The Korean Society of Emergency Medicine		

[s34] - https://pubmed.ncbi.nlm.nih.gov/39217296/

Auteur:	Wang H, Laram Y, Hu L, Hu Y, Chen M	**Titre:**	Exploring the potential mechanisms of Rehmannia glutinosa in treating sepsis based on network pharmacology
DOI:	10.1186/s12879-024-09796-x	**Date:**	08/31/2024
Site web:	PubMed	**Éditeur:**	BMC Infect Dis

[s35] - https://pmc.ncbi.nlm.nih.gov/articles/PMC8904885/

Auteur:	Lars J Bjertnæs, Torvind O Næsheim, Eirik Reierth, Evgeny V Suborov, Mikhail Y Kirov, Konstantin M Lebedinskii, Torkjel Tveita	**Titre:**	Physiological Changes in Subjects Exposed to Accidental Hypothermia: An Update
DOI:	10.3389/fmed.2022.824395	**Date:**	2022 Feb 23
Site web:	PubMed Central (PMC)	**Éditeur:**	Frontiers in Medicine

[s36] - https://pmc.ncbi.nlm.nih.gov/articles/PMC9467591/

Auteur:	François Haman, Sara C S Souza, John W Castellani, Maria-P Dupuis, Karl E Friedl, Wendy Sullivan-Kwantes, Boris R M Kingma	**Titre:**	Human vulnerability and variability in the cold: Establishing individual risks for cold weather injuries
DOI:	10.1080/23328940.2022.2044740	**Date:**	2022 May 29
Site web:	PubMed Central (PMC)		

[s37] - https://pmc.ncbi.nlm.nih.gov/articles/PMC4129861/

Auteur:	Douglas G Sward, Brad L Bennett	**Titre:**	Wilderness medicine
par:	University of Maryland School of Medicine; Uniformed Services University of the Health Sciences	**DOI:**	10.5847/wjem.j.issn.1920-8642.2014.01.001
Date:	2014	**Site web:**	PMC (PubMed Central)
Éditeur:	World Journal of Emergency Medicine		

[s38] - https://www.ncbi.nlm.nih.gov/pmc/articles/PMC4340833/

Auteur:	Hui-Shan Wang, Jin-Song Han	**Titre:**	Research progress on combat trauma treatment in cold regions
par:	General Hospital of Shenyang Military Command	**DOI:**	10.1186/2054-9369-1-8
Date:	2014 May 1	**Site web:**	PubMed Central (PMC)
Éditeur:	Military Medical Research		

[s39] - https://www.ncbi.nlm.nih.gov/books/NBK545239/
Auteur: Hieu Duong, Gaurav Patel **Titre:** Hypothermia
par: National Center for Biotechnology Information (NCBI) **Date:** 2024/01/19
Site web: NCBI Bookshelf **Éditeur:** StatPearls Publishing

[s40] - https://pmc.ncbi.nlm.nih.gov/articles/PMC4789935/
Auteur: Jessie Fudge **Titre:** Exercise in the Cold: Preventing and Managing Hypothermia and Frostbite Injury
par: Activity, Sports and Exercise Medicine Department, Group Health Cooperative, Everett, Washington **DOI:** 10.1177/1941738116630542
Date: 2016 Feb 8 **Site web:** PubMed Central (PMC)
Éditeur: Sports Health

[s41] - https://pmc.ncbi.nlm.nih.gov/articles/PMC8744717/
Auteur: Peter Paal, Mathieu Pasquier, Tomasz Darocha, Raimund Lechner, Sylweriusz Kosinski, Bernd Wallner, Ken Zafren, Hermann Brugger **Titre:** Accidental Hypothermia: 2021 Update
DOI: 10.3390/ijerph19010501 **Date:** 2022 Jan 3
Site web: PubMed Central (PMC) **Éditeur:** International Journal of Environmental Research and Public Health

---

[s42] - https://pmc.ncbi.nlm.nih.gov/articles/PMC2582557/
Auteur: Thomas A Cappaert, Jennifer A Stone, John W Castellani, Bentley Andrew Krause, Daniel Smith, Bradford A Stephens **Titre:** National Athletic Trainers' Association Position Statement: Environmental Cold Injuries
DOI: 10.4085/1062-6050-43.6.640 **Date:** 2008 Nov-Dec
Site web: PubMed Central (PMC) **Éditeur:** Journal of Athletic Training

---

[s43] - https://www.nia.nih.gov/health/safety/cold-weather-safety-older-adults
Titre: Cold Weather Safety for Older Adults **par:** National Institute on Aging
Site web: National Institute on Aging

[s44] - https://www.ncbi.nlm.nih.gov/books/NBK536914/
Auteur: Hajira Basit, Tanner J. Wallen, Christopher Dudley **Titre:** Frostbite
par: StatPearls Publishing **Date:** 2023/06/26
Site web: NCBI Bookshelf **Éditeur:** StatPearls Publishing

[s45] - https://pmc.ncbi.nlm.nih.gov/articles/PMC4789935/
Auteur: Jessie Fudge **Titre:** Exercise in the Cold: Preventing and Managing Hypothermia and Frostbite Injury
par: Activity, Sports and Exercise Medicine Department, Group Health Cooperative, Everett, Washington **DOI:** 10.1177/1941738116630542
Date: 2016 Feb 8 **Site web:** PubMed Central (PMC)
Éditeur: Sports Health

[s46] - https://pmc.ncbi.nlm.nih.gov/articles/PMC9467591/

Auteur:	François Haman, Sara C S Souza, John W Castellani, Maria-P Dupuis, Karl E Friedl, Wendy Sullivan-Kwantes, Boris R M Kingma	**Titre:**	Human vulnerability and variability in the cold: Establishing individual risks for cold weather injuries
DOI:	10.1080/23328940.2022.2044740	**Date:**	2022 May 29
Site web:	PubMed Central (PMC)		

[s47] - https://pmc.ncbi.nlm.nih.gov/articles/PMC3994495/

Auteur:	Charles Handford, Pauline Buxton, Katie Russell, Caitlin EA Imray, Scott E McIntosh, Luanne Freer, Amalia Cochran, Christopher HE Imray	**Titre:**	Frostbite: a practical approach to hospital management
DOI:	10.1186/2046-7648-3-7	**Date:**	2014 Apr 22
Site web:	PubMed Central (PMC)	**Éditeur:**	Extreme Physiology & Medicine

[s48] - https://pmc.ncbi.nlm.nih.gov/articles/PMC7972371/

Auteur:	Caitlin Rublee, Caleb Dresser, Catharina Giudice, Jay Lemery, Cecilia Sorensen	**Titre:**	Evidence-Based Heatstroke Management in the Emergency Department
par:	University of Colorado School of Medicine; Harvard Medical School; Los Angeles County and University of Southern California	**DOI:**	10.5811/westjem.2020.11.49007
Date:	2021 Feb 26	**Site web:**	PubMed Central (PMC)
Éditeur:	Western Journal of Emergency Medicine		

[s49] - https://pmc.ncbi.nlm.nih.gov/articles/PMC9599879/

Auteur:	Gabriele Savioli, Christian Zanza, Yaroslava Longhitano, Alba Nardone, Angelica Varesi, Iride Francesca Ceresa, Alice Chiara Manetti, Gianpietro Volonnino, Aniello Maiese, Raffaele La Russa	**Titre:**	Heat-Related Illness in Emergency and Critical Care: Recommendations for Recognition and Management with Medico-Legal Considerations
par:	PMC (PubMed Central)	**DOI:**	10.3390/biomedicines10102542
Date:	2022 Oct 12	**Site web:**	PMC (PubMed Central)
Éditeur:	MDPI		

[s50] - https://www.ncbi.nlm.nih.gov/books/NBK537135/

Auteur:	Andrew Morris, Gaurav Patel	**Titre:**	Heat Stroke
par:	StatPearls Publishing	**Date:**	2023/02/13
Site web:	NCBI Bookshelf	**Éditeur:**	StatPearls Publishing

[s51] - https://www.nia.nih.gov/health/safety/hot-weather-safety-older-adults

Titre:	Hot Weather Safety for Older Adults	**par:**	National Institute on Aging (NIA)
Site web:	National Institute on Aging	**Éditeur:**	National Institute of Health (NIH)

[s52] - https://pmc.ncbi.nlm.nih.gov/articles/PMC9599879/

Auteur:	Gabriele Savioli, Christian Zanza, Yaroslava Longhitano, Alba Nardone, Angelica Varesi, Iride Francesca Ceresa, Alice Chiara Manetti, Gianpietro Volonnino, Aniello Maiese, Raffaele La Russa	**Titre:**	Heat-Related Illness in Emergency and Critical Care: Recommendations for Recognition and Management with Medico-Legal Considerations
DOI:	10.3390/biomedicines10102542	**Date:**	2022 Oct 12
Site web:	PubMed Central (PMC)	**Éditeur:**	Biomedicines

[s53] - https://www.nia.nih.gov/health/safety/hot-weather-safety-older-adults
Titre: Hot Weather Safety for Older Adults **par:** National Institute on Aging (NIA)
Site web: National Institute on Aging **Éditeur:** National Institute of Health (NIH)

[s54] - https://pmc.ncbi.nlm.nih.gov/articles/PMC2908954/
Auteur: Barry M Popkin, Kristen E D'Anci, Irwin H Rosenberg **Titre:** Water, Hydration and Health
par: University of North Carolina, Tufts University, Jean Mayer USDA Human Nutrition Research Center on Aging at Tufts University **DOI:** 10.1111/j.1753-4887.2010.00304.x
Date: 2010 Aug **Site web:** PubMed Central (PMC)
Éditeur: Nutrition reviews

[s55] - https://pmc.ncbi.nlm.nih.gov/articles/PMC4596225/
Auteur: Andrew W Nichols **Titre:** Heat-related illness in sports and exercise
par: University of Hawaii at Mānoa, University Health Services Mānoa **DOI:** 10.1007/s12178-014-9240-0
Date: 2014 Sep 21 **Site web:** PubMed Central (PMC)
Éditeur: Current Reviews in Musculoskeletal Medicine

[s56] - https://www.ncbi.nlm.nih.gov/books/NBK574526/
Auteur: Shannon Binckley, Farah Zahra **Titre:** Euphorbia Tirucalli
par: StatPearls Publishing **Date:** 2023/04/27
Site web: NCBI Bookshelf **Éditeur:** StatPearls Publishing

[s57] - https://pmc.ncbi.nlm.nih.gov/articles/PMC6598532/
Auteur: Nadezda Petejova, Arnost Martinek, Josef Zadrazil, Vladimir Teplan **Titre:** Acute toxic kidney injury
par: National Center for Biotechnology Information (NCBI) **DOI:** 10.1080/0886022X.2019.1628780
Date: 2019 Jun 25 **Site web:** PubMed Central (PMC)
Éditeur: Renal Failure

[s58] - https://pmc.ncbi.nlm.nih.gov/articles/PMC4427717/
Auteur: Monisha Jaishankar, Tenzin Tseten, Naresh Anbalagan, Blessy B Mathew, Krishnamurthy N Beeregowda **Titre:** Toxicity, mechanism and health effects of some heavy metals
par: Sapthagiri College of Engineering **DOI:** 10.2478/intox-2014-0009
Date: 2014 Nov 15 **Site web:** PubMed Central (PMC)
Éditeur: Interdisciplinary Toxicology

[s59] - https://pmc.ncbi.nlm.nih.gov/articles/PMC3633385/
Auteur: Andon Chibishev, Zanina Pereska, Vesna Chibisheva, Natasa Simonovska **Titre:** Corrosive Poisonings in Adults
DOI: 10.5455/msm.2012.24.125-130 **Date:** 2012
Site web: PubMed Central (PMC) **Éditeur:** Materia Socio-Medica

[s60] - https://www.ncbi.nlm.nih.gov/books/NBK537213/
Auteur: Ashkan Morim, Gregory T. Guldner **Titre:** Chlorine Gas Toxicity
par: StatPearls Publishing **Date:** 2023/06/26
Site web: NCBI Bookshelf **Éditeur:** StatPearls Publishing

[s61] - https://www.ncbi.nlm.nih.gov/books/NBK507842/

Auteur:	Donald D. Davis, Jacob G. Ginglen, Yong Hwan Kwon, Chadi I. Kahwaji	**Titre:**	EMS Traction Splint
par:	StatPearls Publishing	**Date:**	2023/07/24
Site web:	NCBI Bookshelf	**Éditeur:**	StatPearls Publishing

[s62] - https://pmc.ncbi.nlm.nih.gov/articles/PMC2740354/

Auteur:	William W Cross, III, Marc F Swiontkowski	**Titre:**	Treatment principles in the management of open fractures
par:	Department of Orthopaedic Surgery, University of Minnesota Medical School	**DOI:**	10.4103/0019-5413.43373
Date:	2008 Oct-Dec	**Site web:**	PubMed Central (PMC)
Éditeur:	Indian Journal of Orthopaedics		

[s63] - https://www.ncbi.nlm.nih.gov/books/NBK499972/

Auteur:	Hunter Hsu, Matthew P. Fahrenkopf, Shivajee V. Nallamothu	**Titre:**	Wrist Fracture
par:	StatPearls Publishing	**Date:**	2023/08/08
Site web:	NCBI Bookshelf	**Éditeur:**	StatPearls Publishing

[s64] - https://pmc.ncbi.nlm.nih.gov/articles/PMC8732374/

Auteur:	Olivia Mair, Patrick Pflüger, Kai Hoffeld, Karl F Braun, Chlodwig Kirchhoff, Peter Biberthaler, Moritz Crönlein	**Titre:**	Management of Pilon Fractures—Current Concepts
DOI:	10.3389/fsurg.2021.764232	**Date:**	2021 Dec 23
Site web:	PubMed Central (PMC)	**Éditeur:**	Frontiers in Surgery

[s65] - https://pmc.ncbi.nlm.nih.gov/articles/PMC7223697/

Auteur:	Michelle Kim, James E Moore	**Titre:**	Chest Trauma: Current Recommendations for Rib Fractures, Pneumothorax, and Other Injuries
par:	University of Maryland School of Medicine, R. Adams Cowley Shock Trauma Center; Wellington Hospital	**DOI:**	10.1007/s40140-020-00374-w
Date:	2020 Jan 15	**Site web:**	PMC (PubMed Central)
Éditeur:	Springer		

[s66] - https://pmc.ncbi.nlm.nih.gov/articles/PMC9546973/

Auteur:	M S LeBoff, S L Greenspan, K L Insogna, E M Lewiecki, K G Saag, A J Singer, E S Siris	**Titre:**	The clinician's guide to prevention and treatment of osteoporosis
par:	PubMed Central (PMC)	**DOI:**	10.1007/s00198-021-05900-y
Date:	2022 Apr 28	**Site web:**	pmc.ncbi.nlm.nih.gov
Éditeur:	Osteoporosis International		

[s67] - https://www.ncbi.nlm.nih.gov/books/NBK430741/

Auteur:	Timothy J. Schaefer, Karen D. Szymanski	**Titre:**	Burn Evaluation and Management
par:	StatPearls Publishing	**Date:**	2023/08/08
Site web:	NCBI Bookshelf	**Éditeur:**	StatPearls Publishing

[s68] - https://www.ncbi.nlm.nih.gov/books/NBK430795/

Auteur:	Timothy J. Schaefer; Omar Nunez Lopez	**Titre:**	Burn Resuscitation and Management
par:	National Center for Biotechnology Information (NCBI)	**Date:**	2023/01/23
Site web:	NCBI Bookshelf	**Éditeur:**	StatPearls Publishing

[s69] - https://pubmed.ncbi.nlm.nih.gov/18594259/

Auteur:	White CE; Renz EM	**Titre:**	Advances in surgical care: management of severe burn injury
DOI:	10.1097/CCM.0b013e31817e2d64	**Date:**	2008 Jul
Site web:	PubMed	**Éditeur:**	Crit Care Med

[s70] - https://pubmed.ncbi.nlm.nih.gov/24093225/

Auteur:	Snell JA;Loh NH;Mahambrey T; Shokrollahi K	**Titre:**	Clinical review: the critical care management of the burn patient
par:	PubMed	**DOI:**	10.1186/cc12706
Date:	10/07/2013	**Site web:**	PubMed
Éditeur:	Crit Care		

[s71] - https://pubmed.ncbi.nlm.nih.gov/32054846/

Auteur:	Jeschke MG; van Baar ME; Choudhry MA; Chung KK; Gibran NS; Logsetty S	**Titre:**	Burn injury
par:	PubMed	**DOI:**	10.1038/s41572-020-0145-5
Date:	02/13/2020	**Site web:**	PubMed
Éditeur:	Nat Rev Dis Primers		

[s72] - https://www.ncbi.nlm.nih.gov/books/NBK459123/

Auteur:	Saran Lotfollahzadeh, Bracken Burns	**Titre:**	Penetrating Abdominal Trauma
par:	StatPearls Publishing	**Date:**	2023/06/03
Site web:	NCBI Bookshelf	**Éditeur:**	StatPearls Publishing

[s73] - https://pubmed.ncbi.nlm.nih.gov/25026608/

Auteur:	Ellingson K;Haas JP;Aiello AE;Kusek L;Maragakis LL;Olmsted RN; Perencevich E;Polgreen PM; Schweizer ML;Trexler P;VanAmringe M;Yokoe DS	**Titre:**	Strategies to prevent healthcare-associated infections through hand hygiene
par:	National Center for Biotechnology Information	**DOI:**	10.1086/677145
Date:	2014 Aug	**Site web:**	PubMed
Éditeur:	Infect Control Hosp Epidemiol		

[s74] - https://pubmed.ncbi.nlm.nih.gov/12418624/
Auteur: Boyce JM, Pittet D
Titre: Guideline for Hand Hygiene in Health-Care Settings. Recommendations of the Healthcare Infection Control Practices Advisory Committee and the HICPAC/SHEA/APIC/IDSA Hand Hygiene Task Force. Society for Healthcare Epidemiology of America/Association for Professionals in Infection Control/Infectious Diseases Society of America
Date: 10/25/2002
Site web: PubMed
Éditeur: MMWR Recomm Rep

[s75] - https://pubmed.ncbi.nlm.nih.gov/10524977/
Auteur: Larson E
Titre: Skin hygiene and infection prevention: more of the same or different approaches?
DOI: 10.1086/313468
Date: 1999 Nov
Site web: PubMed
Éditeur: Clin Infect Dis

[s76] - https://pubmed.ncbi.nlm.nih.gov/22227983/
Auteur: Aboumatar H, Ristaino P, Davis RO, Thompson CB, Maragakis L, Cosgrove S, Rosenstein B, Perl TM
Titre: Infection prevention promotion program based on the PRECEDE model: improving hand hygiene behaviors among healthcare personnel
DOI: 10.1086/663707
Date: 2012 Feb
Site web: PubMed
Éditeur: Infect Control Hosp Epidemiol

[s77] - https://pubmed.ncbi.nlm.nih.gov/24458513/
Auteur: De Angelis G; Cataldo MA; De Waure C; Venturiello S; La Torre G; Cauda R; Carmeli Y; Tacconelli E
Titre: Infection control and prevention measures to reduce the spread of vancomycin-resistant enterococci in hospitalized patients: a systematic review and meta-analysis
par: National Center for Biotechnology Information (NCBI)
DOI: 10.1093/jac/dkt525
Date: 2014 May
Site web: PubMed
Éditeur: J Antimicrob Chemother

[s78] - https://www.ncbi.nlm.nih.gov/books/NBK430852/
Auteur: Kenneth Maniscalco, Mary Ann Edens
Titre: Animal Bites
par: StatPearls Publishing
Date: 2022/09/26
Site web: NCBI Bookshelf
Éditeur: StatPearls Publishing

[s79] - https://pmc.ncbi.nlm.nih.gov/articles/PMC2706344/
Auteur: M M Manring, Alan Hawk, Jason H Calhoun, Romney C Andersen
Titre: Treatment of War Wounds: A Historical Review
DOI: 10.1007/s11999-009-0738-5
Date: 2009 Feb 14
Site web: PubMed Central (PMC)
Éditeur: Clinical Orthopaedics and Related Research

[s80] - https://pmc.ncbi.nlm.nih.gov/articles/PMC5497372/

Auteur:	Tetsuya Kawakita, Helain J Landy	**Titre:**	Surgical site infections after cesarean delivery: epidemiology, prevention and treatment
par:	MedStar Washington Hospital Center, MedStar Georgetown University Hospital	**DOI:**	10.1186/s40748-017-0051-3
Date:	2017 Jul 5	**Site web:**	PubMed Central (PMC)

[s81] - https://pmc.ncbi.nlm.nih.gov/articles/PMC3021207/

Auteur:	Emily R M Sydnor	**Titre:**	Hospital Epidemiology and Infection Control in Acute-Care Settings
par:	Johns Hopkins University School of Medicine	**DOI:**	10.1128/CMR.00027-10
Date:	2011 Jan	**Site web:**	PubMed Central (PMC)
Éditeur:	Clinical Microbiology Reviews		

[s82] - https://pmc.ncbi.nlm.nih.gov/articles/PMC7099662/

Auteur:	William A Rutala, David J Weber	**Titre:**	Disinfection, Sterilization, and Control of Hospital Waste
DOI:	10.1016/B978-1-4557-4801-3.00301-5	**Date:**	2014 Oct 31
Site web:	PubMed Central (PMC)		

[s83] - https://pmc.ncbi.nlm.nih.gov/articles/PMC3106269/

Auteur:	Naomi P O'Grady, Mary Alexander, Lillian A Burns, E Patchen Dellinger, Jeffrey Garland, Stephen O Heard, Pamela A Lipsett, Henry Masur, Leonard A Mermel, Michele L Pearson, Issam I Raad, Adrienne G Randolph, Mark E Rupp, Sanjay Saint, the Healthcare Infection Control Practices Advisory Committee (HICPAC) (Appendix 1)	**Titre:**	Guidelines for the Prevention of Intravascular Catheter-related Infections
par:	National Institutes of Health (NIH); Infusion Nurses Society; Staten Island University Hospital; University of Washington; Wheaton Franciscan Healthcare-St. Joseph; University of Massachusetts Medical School; Johns Hopkins University School of Medicine; Warren Alpert Medical School of Brown University and Rhode Island Hospital; CDC; MD Anderson Cancer Center; The Children's Hospital, Boston; University of Nebraska Medical Center; Ann Arbor VA Medical Center and University of Michigan	**DOI:**	10.1093/cid/cir257
Date:	2011 May 1	**Site web:**	PubMed Central (PMC)
Éditeur:	Clinical Infectious Diseases: An Official Publication of the Infectious Diseases Society of America		

[s84] - https://www.nlm.nih.gov/medlineplus/ency/article/001958.htm

Titre:	First aid kit: MedlinePlus Medical Encyclopedia	**par:**	National Library of Medicine
Site web:	MedlinePlus	**Éditeur:**	National Institutes of Health

[s85] - https://www.nia.nih.gov/health/safety/disaster-preparedness-and-recovery-older-adults

Titre:	Disaster Preparedness and Recovery for Older Adults	**par:**	National Institute on Aging
Site web:	National Institute on Aging		

[s86] - https://www.ncbi.nlm.nih.gov/books/NBK11744/

Auteur:	Olive C. Kobusingye, Adnan A. Hyder, David Bishai, Manjul Joshipura, Eduardo Romero Hicks, Charles Mock	**Titre:**	Emergency Medical Services
par:	The International Bank for Reconstruction and Development / The World Bank	**Date:**	2006
Site web:	NCBI Bookshelf	**Éditeur:**	The International Bank for Reconstruction and Development / The World Bank

[s87] - https://pmc.ncbi.nlm.nih.gov/articles/PMC4169391/

Auteur:	Sae Ochi, Susan Hodgson, Owen Landeg, Lidia Mayner, Virginia Murray	**Titre:**	Disaster-Driven Evacuation and Medication Loss: a Systematic Literature Review
DOI:	10.1371/currents.dis.fa417630b566a0c7dfdbf945910edd96	**Date:**	2014 Jul 18
Site web:	PubMed Central (PMC)	**Éditeur:**	PLoS Currents

[s88] - https://pmc.ncbi.nlm.nih.gov/articles/PMC7094478/

Auteur:	Lewis Rubinson, John L Hick, J Randall Curtis, Richard D Branson, Suzi Burns, Michael D Christian, Asha V Devereaux, Jeffrey R Dichter, Daniel Talmor, Brian Erstad, Justine Medina, James A Geiling	**Titre:**	Definitive Care for the Critically Ill During a Disaster: Medical Resources for Surge Capacity: From a Task Force for Mass Critical Care Summit Meeting, January 26–27, 2007, Chicago, IL
DOI:	10.1378/chest.07-2691	**Date:**	2015 Dec 16
Site web:	PubMed Central (PMC)	**Éditeur:**	Chest

[s89] - https://pubmed.ncbi.nlm.nih.gov/2155551/

Auteur:	Kelen GD	**Titre:**	Human immunodeficiency virus and the emergency department: risks and risk protection for health care providers
DOI:	10.1016/s0196-0644(05)82037-2	**Date:**	1990 Mar
Site web:	PubMed	**Éditeur:**	Ann Emerg Med

[s90] - https://hivinfo.nih.gov/understanding-hiv/fact-sheets/post-exposure-prophylaxis-pep

Titre:	Post-Exposure Prophylaxis (PEP) | NIH	**par:**	NIH
Site web:	hivinfo.nih.gov		

[s91] - https://pmc.ncbi.nlm.nih.gov/articles/PMC6203442/

Auteur:	Stephen Y Liang, Madison Riethman, Josephine Fox	**Titre:**	Infection Prevention for the Emergency Department: Out of Reach or Standard of Care?
DOI:	10.1016/j.emc.2018.06.013	**Date:**	2018 Sep 6
Site web:	PubMed Central (PMC)	**Éditeur:**	Emergency Medicine Clinics of North America

[s92] - https://pubmed.ncbi.nlm.nih.gov/12045073/

Auteur:	Jacobs DH;Tovar JM;Hung OL;Kim M;Ye P;Chiang WK;Goldfrank LR.	**Titre:**	Behavioral risk factor and preventive health care practice survey of immigrants in the emergency department
DOI:	10.1111/j.1553-2712.2002.tb02297.x	**Date:**	2002 Jun
Site web:	PubMed	**Éditeur:**	Acad Emerg Med

[s93] - https://pmc.ncbi.nlm.nih.gov/articles/PMC5296930/

Auteur:	Shirley Musich, Shaohung Wang, Kevin Hawkins, Andrea Klemes	**Titre:**	The Impact of Personalized Preventive Care on Health Care Quality, Utilization, and Expenditures
par:	Optum; MDVIP	**DOI:**	10.1089/pop.2015.0171
Date:	2016 Dec 1	**Site web:**	PubMed Central (PMC)
Éditeur:	Population Health Management		

[s94] - https://pmc.ncbi.nlm.nih.gov/articles/PMC7363573/

Auteur:	Karen L Troy, Megan E Mancuso, Joshua E Johnson, Zheyang Wu, Thomas J Schnitzer, Tiffiny A Butler	**Titre:**	Bone Adaptation in Adult Women Is Related to Loading Dose: A 12-Month Randomized Controlled Trial
par:	Worcester Polytechnic Institute, University of Iowa, Northwestern University	**DOI:**	10.1002/jbmr.3999
Date:	2020 Mar 30	**Site web:**	PubMed Central (PMC)
Éditeur:	Journal of Bone and Mineral Research		

[s95] - https://pmc.ncbi.nlm.nih.gov/articles/PMC5871243/

Auteur:	Austin J Lucas, Jacqueline L Olin, Megan D Coleman	**Titre:**	Management and Preventive Measures for Febrile Neutropenia
par:	National Center for Biotechnology Information (NCBI)	**Date:**	2018 Apr
Site web:	PubMed Central (PMC)	**Éditeur:**	Pharmacy and Therapeutics

[s96] - https://pmc.ncbi.nlm.nih.gov/articles/PMC10350749/

Auteur:	Yousif AbdulRaheem	**Titre:**	Unveiling the Significance and Challenges of Integrating Prevention Levels in Healthcare Practice
par:	University of Baghdad, Baghdad, Iraq	**DOI:**	10.1177/21501319231186500
Date:	2023 Jul 14	**Site web:**	PubMed Central (PMC)
Éditeur:	Journal of Primary Care & Community Health		

[s97] - https://pmc.ncbi.nlm.nih.gov/articles/PMC6195322/

Auteur:	Stephen Y Liang, Nicole Messenger	**Titre:**	Infectious diseases after hydrologic disasters
par:	Washington University School of Medicine	**DOI:**	10.1016/j.emc.2018.07.002
Date:	2018 Sep 6	**Site web:**	PubMed Central (PMC)
Éditeur:	Emergency medicine clinics of North America		

[s98] - https://pmc.ncbi.nlm.nih.gov/articles/PMC4614586/

Auteur:	Farzad Rahmani, Seyed Mahdi Banan Khojasteh, Hanieh Ebrahimi Bakhtavar, Farnaz Rahmani, Kavous Shahsavari Nia, Gholamreza Faridaalaee	**Titre:**	Poisonous Spiders: Bites, Symptoms, and Treatment; an Educational Review
par:	Tabriz University of Medical Sciences; University of Tabriz; Ardabil University of Medical Sciences; Road Traffic Injury Research Center, Tabriz University of Medical Sciences; Urmia University of Medical Sciences	**Date:**	2014 Spring
Site web:	PubMed Central (PMC)		

[s99] - https://pmc.ncbi.nlm.nih.gov/articles/PMC10176841/

Auteur:	Nathaniel S Nye, Tyler Grubic, Michael Kim, Francis O'Connor, Patricia A Deuster	**Titre:**	Universal Training Precautions: A Review of Evidence and Recommendations for Prevention of Exercise-Related Injury, Illness, and Death in Warfighters and Athletes
par:	Sports Medicine Clinic, Fort Belvoir Community Hospital, VA; Aviation Survival Training Center, NAS Patuxent River, MD; Sports Medicine Clinic, Fort Belvoir Community Hospital, VA; Uniformed Services University, Bethesda, MD; USU/MEM Consortium for Health and Military Performance, Uniformed Services University of the Health Sciences, Silver Spring, MD	**DOI:**	10.4085/1062-6050-0400.21
Date:	2022 Jun 20	**Site web:**	PubMed Central (PMC)
Éditeur:	Journal of Athletic Training		

[s100] - https://pmc.ncbi.nlm.nih.gov/articles/PMC8503610/

Auteur: Aizat Hilmi Zamzam, Ahmad Khairi Abdul Wahab, Muhammad Mokhzaini Azizan, Suresh Chandra Satapathy, Khin Wee Lai, Khairunnisa Hasikin
Titre: A Systematic Review of Medical Equipment Reliability Assessment in Improving the Quality of Healthcare Services
par: Universiti Malaya, Ministry of Health Malaysia, Universiti Sains Islam Malaysia, Kalinga Institute of Industrial Technology
DOI: 10.3389/fpubh.2021.753951
Date: 2021 Sep 27
Site web: PubMed Central (PMC)
Éditeur: Frontiers in Public Health

[s101] - https://pmc.ncbi.nlm.nih.gov/articles/PMC5613092/

Auteur: Alexis Descatha, Susanne Schunder-Tatzber, Jefferey Burgess, Pascal Cassan, Tatsuhiko Kubo, Sylvie Rotthier, Koji Wada, Michel Baer, EPROH Scientific Committee
Titre: Emergency Preparedness and Response in Occupational Setting: A Position Statement
par: National Center for Biotechnology Information (NCBI)
DOI: 10.3389/fpubh.2017.00251
Date: 2017 Sep 21
Site web: PubMed Central (PMC)
Éditeur: Frontiers in Public Health

[s102] - https://pmc.ncbi.nlm.nih.gov/articles/PMC9872316/

Auteur: Homayoun Sadeghi-Bazargani, Mehrdad Amir-Behghadami, Ali Janati, Farzad Rahmani
Titre: Non-hospital healthcare center's preparedness assessment toolbar for providing basic emergency care: a sequential exploratory mixed-method study
par: Tabriz University of Medical Sciences
DOI: 10.1186/s12913-023-09053-y
Date: 2023 Jan 23
Site web: PubMed Central (PMC)
Éditeur: BMC Health Services Research

[s103] - https://pmc.ncbi.nlm.nih.gov/articles/PMC11542215/

Auteur: Mattia Bixio, Luca Carenzo, Giuseppe Accurso, Roberto Balagna, Simone Bazurro, Giovanni Chiarini, Andrea Cortegiani, Loredana Faraldi, Costantino Fontana, Emilio Giannarzia, Antonino Giarratano, Enrico Molineris, Santi Maurizio Raineri, Paolo Marin
Titre: Management of critically ill patients in austere environments: good clinical practice by the Italian Society of Anesthesia, Analgesia, Resuscitation and Intensive Care (SIAARTI)
par: Italian Society of Anesthesia, Analgesia, Resuscitation and Intensive Care (SIAARTI)
DOI: 10.1186/s44158-024-00209-8
Date: 2024 Nov 6
Site web: PubMed Central (PMC)

[s104] - https://pmc.ncbi.nlm.nih.gov/articles/PMC9584678/

Auteur: Jiansheng Li, Yajie Mao, Jin Zhang
Titre: Maintenance and Quality Control of Medical Equipment Based on Information Fusion Technology
DOI: 10.1155/2022/9333328
Date: 2022 Oct 13
Site web: PubMed Central (PMC)
Éditeur: Computational Intelligence and Neuroscience

[s105] - https://pmc.ncbi.nlm.nih.gov/articles/PMC9611563/

Auteur:	Matthew J Levy, Jon Krohmer, Eric Goralnick, Nathan Charlton, Ira Nemeth, Lenworth Jacobs, Craig A Goolsby	**Titre:**	A framework for the design and implementation of Stop the Bleed and public access trauma equipment programs
DOI:	10.1002/emp2.12833	**Date:**	2022 Oct 27
Site web:	PubMed Central (PMC)	**Éditeur:**	Journal of the American College of Emergency Physicians Open

[s106] - https://www.nlm.nih.gov/medlineplus/ency/article/000028.htm

Titre:	Head injury - first aid: MedlinePlus Medical Encyclopedia	**par:**	National Library of Medicine
Site web:	MedlinePlus		

[s107] - https://pmc.ncbi.nlm.nih.gov/articles/PMC8048442/

Auteur:	Tiny Jaarsma, Loreena Hill, Antoni Bayes-Genis, Hans-Peter Brunner La Rocca, Teresa Castiello, Jelena Č elutkienė, Elena Marques-Sule, Carla M Plymen, Susan E Piper, Barbara Riegel, Frans H Rutten, Tuvia Ben Gal, Johann Bauersachs, Andrew JS Coats, Ovidiu Chioncel, Yuri Lopatin, Lars H Lund, Mitja Lainscak, Brenda Moura, Wilfried Mullens, Massimo F Piepoli, Giuseppe Rosano, Petar Seferovic, Anna Strömberg	**Titre:**	Self-care of heart failure patients: practical management recommendations from the Heart Failure Association of the European Society of Cardiology
DOI:	10.1002/ejhf.2008	**Date:**	2020 Oct 20
Site web:	PubMed Central (PMC)	**Éditeur:**	European Journal of Heart Failure

[s108] - https://pmc.ncbi.nlm.nih.gov/articles/PMC4724471/

Auteur:	Marian E Betz, Edwin D Boudreaux	**Titre:**	Managing Suicidal Patients in the Emergency Department
par:	PubMed Central (PMC)	**DOI:**	10.1016/j.annemergmed.2015.09.001
Date:	2015 Oct 9	**Site web:**	PMC
Éditeur:	Annals of emergency medicine		

[s109] - https://pmc.ncbi.nlm.nih.gov/articles/PMC11222772/

Auteur:	Akram Al-Ibraheem, Serin Moghrabi, Ahmed Abdlkadir, Heba Safi, Ziad Kazzi, Batool Al-Balooshi, Khaled Salman, Aysar Khalaf, Majdi Zein, Huda Al Naemi, Hanan Aldousari, Layth Mula-Hussain, Malik Juweid, Jun Hatazawa, Feras Hawwari, Asem Mansour	**Titre:**	An Overview of Appropriate Medical Practice and Preparedness in Radiation Emergency Response
DOI:	10.7759/cureus.61627	**Date:**	2024 Jun 3
Site web:	PubMed Central (PMC)	**Éditeur:**	Cureus

Sources des images

Les images non répertoriées sont soit créées par nous-mêmes, soit acquises avec une licence appropriée. Tous les droits sont réservés pour ces images.

Pour toutes les autres images répertoriées ici :
Aucune des images n'a été modifiée, seule la résolution a été ajustée. Dans la version eBook, les images ont été compilées en collages numérotés. Toutes les images restent soumises à leur licence d'origine et sont utilisées conformément à leurs conditions de licence respectives. Si vous découvrez des erreurs d'attribution ou d'autres anomalies, veuillez nous contacter.

Date de la révision finale des images : 2025-02-17.

Licence utilisée

CC0	http://creativecommons.org/publicdomain/zero/1.0/deed.en

Crédits images

[i1] - 001_001_001_image_herzstillstand.jpeg
https://upload.wikimedia.org/wikipedia/commons/2/20/US_Navy_040421-N-8090G-001_Hospital_Corpsman_3rd_Class_Flowers_administers_chest_compressions_to_a_simulated_cardiac_arrest_victim.jpg

Date:	2004-04-21	**par:**	Doc James
Artiste:	U.S. Navy photo by Photographer's Mate Airman Apprentice Nicholas Garrett.	**License:**	Public domain

[i2] - 001_001_001_image_atemwegsobstruktion.jpeg
https://upload.wikimedia.org/wikipedia/commons/7/7d/U_S_Army_Civil_Affairs_and_Bulgarian_Civil-Military_Cooperation_Red_Cross_Training_%287192546%29.jpg

Date:	Taken	**par:**	OptimusPrimeBot
Artiste:	Angelo Mejia	**License:**	Public domain

[i3] - 001_001_001_image_erstehilfeausbildung.jpeg
https://upload.wikimedia.org/wikipedia/commons/2/2d/First_Aid_Training_in_Singapore.jpg

Date:	2017-04-16	**par:**	Ronggy
License:	Public domain		

[i4] - 001_001_002_image_beatmung.jpeg
https://upload.wikimedia.org/wikipedia/commons/9/9f/US_Navy_040824-N-3770P-005_Photographer%27s_Mate_1st_Class_Bruce_McVicar_from_Seattle%2C_Wash.%2C_performs_mouth_to_mouth_breathing_during_Cardio_Pulmonary_Resuscitation_%28CPR%29_training.jpg

Date:	2004-08-24	**par:**	BotMultichillT
Artiste:	U.S. Navy photo by Photographer's Mate 3rd Class Jesse Praino	**License:**	Public domain

[i5] - 001_001_002_image_herzdruckmassage.jpeg
https://upload.wikimedia.org/wikipedia/commons/2/2f/Afghanistan_-_cardiopulmonary_resuscitation.jpg

Date:	2010-02-09	**par:**	High Contrast
Artiste:	Jeromy K. Cross, U.S. Air Force	**License:**	Public domain

[i6] - 001_001_002_image_automated_external_defibrillator.jpeg
https://upload.wikimedia.org/wikipedia/commons/a/a0/Defibrillator-809447_1920.jpg

Date:	2015-06-14	**par:**	Doc James
Artiste:	Tanja-Denise Schantz	**License:**	CC0

[i7] - 001_001_003_image_tourniquet.jpeg
https://upload.wikimedia.org/wikipedia/commons/8/8e/U.S._Air_Force_Tech._Sgt._Scott_Palelei%2C_137th_Special_Operations_Wing%2C_Oklahoma_Air_National_Guard%2C_applies_a_tourniquet_to_a_member_of_the_Guyana_Defense_Force.jpg

Date:	2023-07-16	**par:**	2pattywhack27
Artiste:	Senior Airman Richie Thammavongsa	**License:**	Public domain

[i8] - 001_001_003_image_druckverband.jpeg
https://upload.wikimedia.org/wikipedia/commons/3/33/377th_Kabul_Airwing_partnership_flight_medics_receive_bleeding_management_training_130508-A-IA071-428.jpg

Date:	Taken	**par:**	Fæ
Artiste:	Capt. Christina Wright	**License:**	Public domain

[i9] - 001_001_003_image_haemostatisches_mittel.jpeg
https://upload.wikimedia.org/wikipedia/commons/7/7e/Rasierstift.jpg

Date:	Taken	**par:**	Priwo
License:	Public domain		

[i10] - 001_002_001_image_kochsalzloesung.jpeg
https://upload.wikimedia.org/wikipedia/commons/b/b1/%D0%9D%D0%B0%D1%82%D1%80%D0%B8%D1%8F_%D1%85%D0%BB%D0%BE%D1%80%D0%B8%D0%B4_%D0%B2_%D0%B0%D0%BC%D0%BF%D1%83%D0%BB%D0%B0%D1%85.jpg

Date:	2019-09-16	**par:**	BarbariSka88
License:	CC0		

[i11] - 001_002_001_image_spritze.jpeg
https://upload.wikimedia.org/wikipedia/commons/d/dc/Two_hypos.jpg

Date:	2025-02-06	**par:**	Doug butler
License:	CC0		

[i12] - 001_002_002_image_wundauflage.jpeg
https://upload.wikimedia.org/wikipedia/commons/4/40/Adhesive_dressing-20100202.jpg

Date:	2010-02-02	**par:**	File Upload Bot (Magnus Manske)
Artiste:	Keithf2008	**License:**	Public domain

[i13] - 001_002_003_image_armschlinge.jpeg
https://upload.wikimedia.org/wikipedia/commons/1/18/Joos_van_Craesbeeck_-_A_peasant_grimacing_with_his_arm_in_a_sling.jpg

Date:	first	**par:**	Jane023
Artiste:	Adriaen Brouwer	**License:**	Public domain

[i14] - 001_002_003_image_verstauchung.jpeg
https://upload.wikimedia.org/wikipedia/commons/1/1b/Sprained_foot.jpg

Date:	2008-02-17	**par:**	DrJunge
Artiste:	Boldie	**License:**	Public domain

[i15] - 001_003_001_image_aromatherapie.jpeg
https://upload.wikimedia.org/wikipedia/commons/9/93/Reed_diffuser.jpg

Date:	2017-02-12	**par:**	Tangx528
Artiste:	Alex Tang	**License:**	CC0

[i16] - 001_003_001_image_moxibustion.jpeg
https://upload.wikimedia.org/wikipedia/commons/f/f8/Bansho-myohoshu-1853-Moxibustion.jpg

Date:	1853	**par:**	WolfgangMichel
Artiste:	Keisai Eiju	**License:**	CC0

[i17] - 001_003_001_image_kraeuterheilkunde.jpeg
https://upload.wikimedia.org/wikipedia/commons/d/d4/20120726Lythrum_salicaria2.jpg

Date:	Taken	**par:**	AnRo0002
License:	CC0		

[i18] - 001_003_002_image_prellung.jpeg
https://upload.wikimedia.org/wikipedia/commons/b/b7/Bruise_-_ring_resolution.jpg

Date:	2024-02-18	**par:**	Clarinetguy097
License:	CC0		

[i19] - 002_001_001_image_apoptose.jpeg
https://upload.wikimedia.org/wikipedia/commons/5/5f/Apoptosis_stained.jpg

Date:	2007-04-06	**par:**	Serephine
Artiste:	Laboratory of Experimental Pathology, Division of Intramural Research, NIEHS (NIH)	**License:**	Public domain

[i20] - 002_001_001_image_salicin.jpeg
https://upload.wikimedia.org/wikipedia/commons/0/06/Salicin-3D-balls.png

Date:	2007-08-13	**par:**	Benjah-bmm27
Artiste:	Ben Mills	**License:**	Public domain

[i21] - 002_001_002_image_chilischoten.jpeg
https://upload.wikimedia.org/wikipedia/commons/b/bb/Peppers_in_Vientiane.jpg

Date:	2020-02-14	**par:**	Mx. Granger
License:	CC0		

[i22] - 002_001_002_image_gewuerznelke.jpeg
https://upload.wikimedia.org/wikipedia/commons/c/c1/Syzygium_aromaticum_on_tree.jpg

Date:	2005-08-25	**par:**	BlueBreezeWiki
Artiste:	tinofrey	**License:**	Public domain

[i23] - 002_001_002_image_ingwer.jpeg
https://upload.wikimedia.org/wikipedia/commons/a/a2/Ginger-cross-section.jpg

Date:	31 March 2007	**par:**	Snarkmaster
License:	Public domain		

[i24] - 002_001_002_image_lavendeloel.jpeg
https://upload.wikimedia.org/wikipedia/commons/5/5c/LavenderEssentialOil.png

Date:	2009-01-13	**par:**	Itineranttrader
License:	Public domain		

[i25] - 002_001_003_image_weidenrinde.jpeg
https://upload.wikimedia.org/wikipedia/commons/7/75/Bark_willow_diff_8k_%28Dario_Barresi_and_Dimitrios_Savva_via_Poly_Haven%29.png

Date:	2022-11-10	**par:**	PantheraLeo1359531
Artiste:	Dario Barresi (Processing)Dimitrios Savva (Photography)	**License:**	CC0

[i26] - 002_001_003_image_zingiberaceae.jpeg
https://upload.wikimedia.org/wikipedia/commons/b/bf/Common_name-_Malacca_Ginger.jpg

Date:	2023-11-16	**par:**	Knowyourland
License:	CC0		

[i27] - 002_002_001_image_insektenstich.jpeg
https://upload.wikimedia.org/wikipedia/commons/a/ad/Pustule_insect_bite.jpg

Date:	2008-10-19	**par:**	Shoryuken~enwiki
License:	Public domain		

[i28] - 002_002_001_image_muskelverspannung.jpeg
https://upload.wikimedia.org/wikipedia/commons/5/55/Severebruise.jpg

Date:	20 April 2006	**par:**	File Upload Bot (Magnus Manske)
Artiste:	Nherdboi	**License:**	Public domain

[i29] - 002_002_002_image_halloysit.jpeg
https://upload.wikimedia.org/wikipedia/commons/6/6d/Halloysite_variety_Indianaite_Hydrous_Aluminum_silicate_Bedford%2C_Lawrence_County%2C_Indiana_2770.jpg

Date:	2007-04-15	**par:**	Materialscientist
Artiste:	http://www.shutterstone.com	**License:**	Public domain

[i30] - 002_002_002_image_montmorillonit.jpeg
https://upload.wikimedia.org/wikipedia/commons/b/b9/Erionite%2C_Offretite_-_Malpais_Hill%2C_Dudleyville%2C_Pinal_Co%2C_Arizona%2C_USA.jpg

Date:	2008-12-18	**par:**	Ra'ike
Artiste:	Modris Baum	**License:**	Public domain

[i31] - 002_002_002_image_palygorskite.jpeg
https://upload.wikimedia.org/wikipedia/commons/c/c6/Palygorskite-553318.jpg

Date:	2013-08-14	**par:**	Ra'ike
Artiste:	John Krygier	**License:**	Public domain

[i32] - 002_002_002_image_sepiolit.jpeg
https://upload.wikimedia.org/wikipedia/commons/a/af/Sepiolite-469730.jpg

Date:	2012-06-08	**par:**	Ra'ike
Artiste:	John Krygier	**License:**	Public domain

[i33] - 002_002_003_image_himbeerblaetter.jpeg
https://upload.wikimedia.org/wikipedia/commons/0/0b/Raspberry_leaf.jpg

Date:	2013-04	**par:**	Свифт
License:	Public domain		

[i34] - 002_002_003_image_rinde.jpeg
https://upload.wikimedia.org/wikipedia/commons/0/02/Bark_of_Emblica_Officinalis.jpg

Date:	2006-06	**par:**	S.K. Gawali
Artiste:	S. K. Gawali	**License:**	Public domain

[i35] - 002_002_003_image_wurzel.jpeg
https://upload.wikimedia.org/wikipedia/commons/3/3a/Vue_du_batiment_principal_de_l%27herboristerie_La_F%C3%A9e_des_bois_%C3%A0_Clarendon_%28Qu%C3%A9bec%29-2024-05-12.jpg

Date:	2024-05-12	**par:**	Veillg1
License:	CC0		

[i36] - 002_002_003_image_brombeerblaetter.jpeg
https://upload.wikimedia.org/wikipedia/commons/b/be/Rubus_parvifolius_fruit.jpg
Date: 2006-12-27 **par:** JohnnyMrNinja
Artiste: Nadiatalent **License:** Public domain

[i37] - 002_003_001_image_pflanze.jpeg
https://upload.wikimedia.org/wikipedia/commons/e/e8/Medicinal_Plant%2C_Patal_Garur.jpg
Date: 2023-11-21 **par:** Maina Tudu
License: CC0

[i38] - 002_003_001_image_sieb.jpeg
https://upload.wikimedia.org/wikipedia/commons/2/23/Cup-strainer_Athens_Louvre_A508.jpg
Date: 2006-01-06 **par:** Jastrow
Artiste: class="fn value"> Unknown artistUnknown artist **License:** Public domain

[i39] - 002_003_001_image_glasflasche.jpeg
https://upload.wikimedia.org/wikipedia/commons/1/11/Beer_bottles_2018_G1.jpg
Date: 2018-03-22 **par:** George Chernilevsky
License: Public domain

[i40] - 002_003_002_image_invasive_eingriffe.jpeg
https://upload.wikimedia.org/wikipedia/commons/f/f7/Interventional_radiology_A.jpg
Date: 2020-11-11 **par:** Martino Gian
Artiste: Navy Medicine **License:** Public domain

[i41] - 002_003_002_image_tonerde.jpeg
https://upload.wikimedia.org/wikipedia/commons/d/df/Luvos_Heilerde.jpg
Date: 2010-09-10 **par:** Morn
License: Public domain

[i42] - 002_003_002_image_kontaktdermatitis.jpeg
https://upload.wikimedia.org/wikipedia/commons/a/a8/Contact_dermatitis_around_wound.jpg
Date: 22 July 2007 **par:** File Upload Bot (Magnus Manske)
Artiste: Digitalgadget **License:** Public domain

[i43] - 002_003_003_image_abkochung.jpeg
https://upload.wikimedia.org/wikipedia/commons/0/0b/Asthma_plant_1.jpg
Date: 2025-01-10 **par:** Bim24
License: CC0

[i44] - 002_003_003_image_aufguss.jpeg
https://upload.wikimedia.org/wikipedia/commons/2/2f/Amaro_del_Carabiniere_-_regione_Puglia.jpg
Date: 2023-12-25 **par:** Saggittarius A
License: CC0

[i45] - 002_003_003_image_kamillenblueten.jpeg
https://upload.wikimedia.org/wikipedia/commons/9/9b/Fragrant_chamomile_%28Unsplash%29.jpg
Date: 2016-10-23 **par:** Fæ
Artiste: chaithanya_krishnan **License:** CC0

[i46] - 002_003_003_image_mazerat.jpeg
https://upload.wikimedia.org/wikipedia/commons/7/74/Prunus_dulcis_%28Buds%29.jpg
Date: 2007-09-30 **par:** Abalg
License: Public domain

[i47] - 002_003_003_image_ringelblumenblueten.jpeg
https://upload.wikimedia.org/wikipedia/commons/0/04/Calendula_Flowers-_May_2024.jpg
Date: 2020-05-20 **par:** JosanLeal
Artiste: MDNAciccone **License:** CC0

[i48] - 003_001_001_image_hypothermie.jpeg
https://upload.wikimedia.org/wikipedia/commons/a/a7/Freezing_rain.jpg

Date:	2008-09-08	**par:**	TimVickers
License:	Public domain		

[i49] - 003_001_001_image_isolation.jpeg
https://upload.wikimedia.org/wikipedia/commons/2/23/USN_710493-_Naval_Balloonists_To_Test_New_Cold_Winter_Space_Suits.jpg

Date:	circa	**par:**	Gildir
Artiste:	U.S. Navy	**License:**	Public domain

[i50] - 003_001_002_image_extrakorporale_membranoxygenierung.jpeg
https://upload.wikimedia.org/wikipedia/commons/6/62/ECMO_in_H1N1_patient_in_Santa_Cruz_Hospital_-_Lisbon.jpg

Date:	06-01-2010	**par:**	Cmenesesoliveira
License:	Public domain		

[i51] - 003_001_002_image_haemodialyse.jpeg
https://upload.wikimedia.org/wikipedia/commons/c/c2/Patient_receiving_dialysis_03.jpg

Date:	2012-05-02	**par:**	Anna Frodesiak
License:	CC0		

[i52] - 003_001_002_image_rettungsdecke.jpeg
https://upload.wikimedia.org/wikipedia/commons/3/31/Emergency_blanket_20110709.jpg

Date:	2011-07-25	**par:**	Tobosha
License:	Public domain		

[i53] - 003_001_003_image_fleecejacke.jpeg
https://upload.wikimedia.org/wikipedia/commons/e/e6/Fleecejacke_3.jpg

Date:	2014-08-27	**par:**	Ryj
License:	Public domain		

[i54] - 003_002_001_image_achselhoehlen.jpeg
https://upload.wikimedia.org/wikipedia/commons/6/69/USMC-12802.jpg

Date:	2008-04-20	**par:**	Slick-o-bot
License:	Public domain		

[i55] - 003_002_002_image_elektrolytgetraenk.jpeg
https://upload.wikimedia.org/wikipedia/commons/d/db/Electrolytes_150322-A-OD395-074.jpg

Date:	Taken	**par:**	Fæ
Artiste:	Spc. Lalita Hazelett	**License:**	Public domain

[i56] - 003_002_002_image_schwitzen.jpeg
https://upload.wikimedia.org/wikipedia/commons/9/99/Man_Sweating_MIN.jpg

Date:	2010-02-17	**par:**	Tallguy1982
License:	Public domain		

[i57] - 003_002_003_image_blutgerinnung.jpeg
https://upload.wikimedia.org/wikipedia/commons/d/d7/Blood_clot_in_scanning_electron_microscopy.jpg

Date:	2005	**par:**	Jean-madeleine de sainte agathe
Artiste:	Janice Carr	**License:**	Public domain

[i58] - 003_002_003_image_intravenoese_fluessigkeitszufuhr.jpeg
https://upload.wikimedia.org/wikipedia/commons/a/a1/Sepsis_treatment.jpg

Date:	2020-03-05	**par:**	Numbersinstitute
Artiste:	US government	**License:**	Public domain

[i59] - 003_003_001_image_doldenbluetler.jpeg
https://upload.wikimedia.org/wikipedia/commons/0/0c/Angelica_atropurpurea_Purple-stemmed_Angelica3_Stem.jpg

Date:	2023-05-27	**par:**	MariahKRogers
License:	CC0		

[i60] - 003_003_001_image_fruchtform.jpeg
https://upload.wikimedia.org/wikipedia/commons/0/0f/A_bilobed_variation_of_fruit_of_Chlorophytum_comosum.jpg

Date:	2016-06-06	**par:**	Роман Рябенко
License:	CC0		

[i61] - 003_003_002_image_endoskopische_untersuchung.jpeg
https://upload.wikimedia.org/wikipedia/commons/2/29/Santiagodechile2007.jpg

Date:	2007-09	**par:**	Asclepiades~commonswiki
Artiste:	edgar carrasco	**License:**	Public domain

[i62] - 003_003_003_image_antidot.jpeg
https://upload.wikimedia.org/wikipedia/commons/c/c6/AutoinjectorMarkI.jpg

Date:	29 July 2006	**par:**	File Upload Bot (Magnus Manske)
Artiste:	SilentGuy	**License:**	Public domain

[i63] - 003_003_003_image_veraetzung.jpeg
https://upload.wikimedia.org/wikipedia/commons/5/5e/Mustard_gas_chemical_burns_on_combat_soldier_of_the_First_World_War_in_France_about_1918.jpg

Date:	circa	**par:**	Lamiot
Artiste:	unknown member of the US army	**License:**	Public domain

[i64] - 004_001_001_image_debridement.jpeg
https://upload.wikimedia.org/wikipedia/commons/0/0f/U.S._Medical_Team_and_Iraqi_Surgeon_Perform_Joint_Procedures_DVIDS273738.jpg

Date:	Taken	**par:**	Fæ
Artiste:	Master Sgt. Linda Miller	**License:**	Public domain

[i65] - 004_001_001_image_externer_fixateur.jpeg
https://upload.wikimedia.org/wikipedia/commons/6/6c/Taylor_spatial_frame_pin_site_with_weeping_exudate.jpg

Date:	2015-11-15	**par:**	SOwhoisntme
License:	CC0		

[i66] - 004_001_001_image_tibiale_pilonfraktur.jpeg
https://upload.wikimedia.org/wikipedia/commons/2/26/Calcaneal_fragment_-_lateral.jpg

Date:	2017-08-01	**par:**	Mikael Häggström
License:	CC0		

[i67] - 004_001_002_image_parklandformel.jpeg
https://upload.wikimedia.org/wikipedia/commons/f/f4/Infuuszakjes.jpg

Date:	2008-08-29	**par:**	Harmid
License:	Public domain		

[i68] - 004_001_003_image_bauchraum.jpeg
https://upload.wikimedia.org/wikipedia/commons/9/9a/Endometriosis%2C_abdominal_wall_2.jpg

Date:	2006-06-04	**par:**	Patho
License:	Public domain		

[i69] - 004_001_003_image_computertomographie.jpeg
https://upload.wikimedia.org/wikipedia/commons/6/64/Abdominal_CT_with_scan_range_and_field_of_view%2C_with_box.jpg

Date:	2019-03-16	**par:**	Mikael Häggström
License:	CC0		

[i70] - 004_001_003_image_organ.jpeg
https://upload.wikimedia.org/wikipedia/commons/b/b3/SPMAGTF-CR-AF_medical_personnel_use_FRSS-STP_to_conduct_FAST_exams_160721-M-QM580-012.jpg

Date:	Taken	**par:**	Fæ
Artiste:	Sgt. Kassie McDole	**License:**	Public domain

[i71] - 004_002_001_image_alkoholbasiertes_haendedesinfektionsmittel.jpeg
https://upload.wikimedia.org/wikipedia/commons/9/9c/Alcohol-based_hand_sanitizer_in_a_French_train.jpg

Date:	26 December 2024	**par:**	Rc1959
License:	CC0		

[i72] - 004_002_001_image_krankheitserreger.jpeg
https://upload.wikimedia.org/wikipedia/commons/2/29/Shigella_stool.jpg

Date:	2006-03-04	**par:**	Dwaipayanc
Artiste:	Centers for Disease Control and Prevention Publich Health Image Library	**License:**	Public domain

[i73] - 004_002_001_image_multiresistente_erreger.jpeg
https://upload.wikimedia.org/wikipedia/commons/8/80/Staphylococcus_aureus_VISA.jpg

Date:	2001	**par:**	Raeky
Artiste:	Content Providers(s): CDC/ Matthew J. Arduino, DRPH Photo Credit: Janice Haney Carr	**License:**	Public domain

[i74] - 004_002_001_image_persoenliche_schutzausruestung.jpeg
https://upload.wikimedia.org/wikipedia/commons/f/fe/A_doctor_wearing_personal_protective_equipment_for_treating_patients_with_COVID-19.jpg

Date:	2020-04-19	**par:**	Netha Hussain
Artiste:	Dr. Javed Anees	**License:**	CC0

[i75] - 004_002_002_image_antiseptikum.jpeg
https://upload.wikimedia.org/wikipedia/commons/3/3f/ExAntiseptic.jpg

Date:	2006-05-21	**par:**	GeeJo
License:	Public domain		

[i76] - 004_002_002_image_chirurgische_intervention.jpeg
https://upload.wikimedia.org/wikipedia/commons/b/b8/Surgical_suture.jpg

Date:	2020	**par:**	26RIJNA2020
Artiste:	Own work	**License:**	CC0

[i77] - 004_002_003_image_autoklav.jpeg
https://upload.wikimedia.org/wikipedia/commons/c/c2/Simple_autoclave.jpg

Date:	2009-08-22	**par:**	Microrao
License:	Public domain		

[i78] - 004_002_003_image_chlorhexidin.jpeg
https://upload.wikimedia.org/wikipedia/commons/9/96/Chlorhexidine_2%25.jpg

Date:	2023-11-14	**par:**	Whispyhistory
License:	CC0		

[i79] - 004_003_001_image_stabile_seitenlage.jpeg
https://upload.wikimedia.org/wikipedia/commons/6/62/Carotidian_pulse_and_recovery_position.jpg

Date:	2008-09-12	**par:**	Snek01
Artiste:	Michal Maňas	**License:**	Public domain

[i80] - 004_003_002_image_erstehilfeset.jpeg
https://upload.wikimedia.org/wikipedia/commons/e/ea/Plastic_First-aid_box.jpg

Date:	2024-04-13	**par:**	Beendy234
License:	CC0		

[i81] - 004_003_002_image_darreichungsform.jpeg
https://upload.wikimedia.org/wikipedia/commons/b/b0/US_Navy_030106-N-4142G-003_A_syringe_is_being_filled_with_Bacillusanthracis_which_will_be_used_for_the_first_injection_to_help_build_the_crew%27s_immune_system_to_Anthrax.jpg

Date:	Taken	**par:**	BotMultichillT
Artiste:	U.S. Navy photo by Photographer's Mate 2nd Class Felix Garza Jr.	**License:**	Public domain

[i82] - 004_003_002_image_hausapotheke.jpeg
https://upload.wikimedia.org/wikipedia/commons/c/c3/Deutsches_Museum_Verkehrszentrum_-_Haus-_und_Reiseapotheke_um_1800.jpg

Date:	Taken	**par:**	Mattes
License:	Public domain		

[i83] - 004_003_002_image_medikamentenverpackung.jpeg
https://upload.wikimedia.org/wikipedia/commons/b/ba/Robenacoxib_blister_package.jpg

Date:	2024-07-12	**par:**	Marbletan
License:	CC0		

[i84] - 005_001_001_image_handschuhe.jpeg
https://upload.wikimedia.org/wikipedia/commons/8/8d/Disposable_nitrile_glove.jpg

Date:	2005-05-18	**par:**	LadyInGrey
License:	Public domain		

[i85] - 005_001_001_image_impfung.jpeg
https://upload.wikimedia.org/wikipedia/commons/4/47/Anti_vaccination_league_postcards.jpg

Date:	ca 1896	**par:**	Jasper Hulshoff Pol
Artiste:	Unknown authorUnknown author	**License:**	Public domain

[i86] - 005_001_001_image_schutzkleidung.jpeg
https://upload.wikimedia.org/wikipedia/commons/6/67/959th_Medical_Group.jpg

Date:	2017-02-10	**par:**	FastilyClone
Artiste:	Master Sgt. Jeffrey Allen	**License:**	Public domain

[i87] - 005_001_001_image_vorsorgeuntersuchung.jpeg
https://upload.wikimedia.org/wikipedia/commons/1/11/Detainee_Health_Checkup_DVIDS338227.jpg

Date:	2010-11-03	**par:**	Fæ
Artiste:	Petty Officer 2nd Class Elisha Dawkins	**License:**	Public domain

[i88] - 005_001_002_image_knochendichte.jpeg
https://upload.wikimedia.org/wikipedia/commons/5/55/US_Navy_071010-N-7157V-001_Hospital_Corpsman_3rd_Class_Katelyn_Wisnoski%2C_assigned_to_Naval_Hospital_Bremerton%2C_performs_a_bone_density_test_at_a_Breast_Cancer_Awareness_Event_at_Bangor_Fitness_Center.jpg

Date:	2007-10-10	**par:**	BotMultichillT
Artiste:	U.S. Navy photo by Mass Communication Specialist 3rd Class Henry Vorderbruggen	**License:**	Public domain

[i89] - 005_001_002_image_krafttraining.jpeg
https://upload.wikimedia.org/wikipedia/commons/2/2b/Strength_Training_During_Albany_Waterfront_Loop_Run.jpg

Date:	2009-08-31	**par:**	Jstrishak
License:	Public domain		

[i90] - 005_002_001_image_hepatitis_a.jpeg
https://upload.wikimedia.org/wikipedia/commons/f/fc/Hepatitis_A_virus_01.jpg

Date:	1976	**par:**	Optigan13
Artiste:	Photo Credit: Content Providers(s): CDC/Betty Partin	**License:**	Public domain

[i91] - 005_002_001_image_hurrikan.jpeg
https://upload.wikimedia.org/wikipedia/commons/8/80/Hurricane_Camille_Damage_Mississippi_Trailer_FBI.png

Date:	1969-08	**par:**	Infrogmation
Artiste:	Uncredited for US FBI	**License:**	Public domain

[i92] - 005_002_001_image_denguefieber.jpeg
https://upload.wikimedia.org/wikipedia/commons/b/b0/Dengue.jpg

Date:	2011-01-16	**par:**	Doc James
Artiste:	CDC	**License:**	Public domain

[i93] - 005_002_002_image_wildschwein.jpeg
https://upload.wikimedia.org/wikipedia/commons/7/73/Frans_Snijders_-_A_Greyhound_Catching_a_Young_Wild_Boar_-_1920-L_-_Museum_of_Fine_Arts_Ghent_%28MSK%29.jpg

Date:	1620	**par:**	BotMultichill
Artiste:	Frans Snyders	**License:**	Public domain

[i94] - 005_002_002_image_trichternetzspinne.jpeg
https://upload.wikimedia.org/wikipedia/commons/3/38/Funnel_Web_Spider-27527-1.jpg

Date:	22 September 2011, 08:17 –05:00	**par:**	Ken Thomas
License:	Public domain		

[i95] - 005_003_001_image_dynamisches_aufwaermen.jpeg
https://upload.wikimedia.org/wikipedia/commons/f/f7/Flickr_-_Official_U.S._Navy_Imagery_-_A_chief_selectee_assigned_to_Seal_Team_One_leads_a_group_of_chief_petty_officer_selctees_in_dynamic_stretching..jpg

Date:	2012-09-04	**par:**	Matanya
Artiste:	Official Navy Page	**License:**	Public domain

[i96] - 005_003_001_image_hochintensives_intervalltraining.jpeg
https://upload.wikimedia.org/wikipedia/commons/5/51/Oscar_Company_%E2%80%93_Incentive_Training_%E2%80%93_Jan._26%2C_2016_160126-M-RK242-075.jpg

Date:	Taken	**par:**	Fæ
Artiste:	Lance Cpl. Aaron Bolser	**License:**	Public domain

[i97] - 005_003_002_image_checkliste.jpeg
https://upload.wikimedia.org/wikipedia/commons/0/0d/Evaluator_reviews_medical_checklist_130925-Z-SF323-001.jpg

Date:	2013-03-25	**par:**	Fæ
Artiste:	Tech. Sgt. Mark Wyatt	**License:**	Public domain

[i98] - 005_003_003_image_evakuierung.jpeg
https://upload.wikimedia.org/wikipedia/commons/1/13/Rita_evacuees_from_Houston_Texas_September_21_2005.jpg

Date:	2005-09-21	**par:**	Tom
Artiste:	Ed Edahl / FEMA	**License:**	Public domain

[i99] - 005_003_003_image_dekontamination.jpeg
https://upload.wikimedia.org/wikipedia/commons/3/38/US_Navy_020709-M-4213L-001_Decontamination_exercise.jpg

Date:	2002-07-09	**par:**	BotMultichillT
Artiste:	U.S. Marine Corps photo by Sgt J.A. Lee II.	**License:**	Public domain

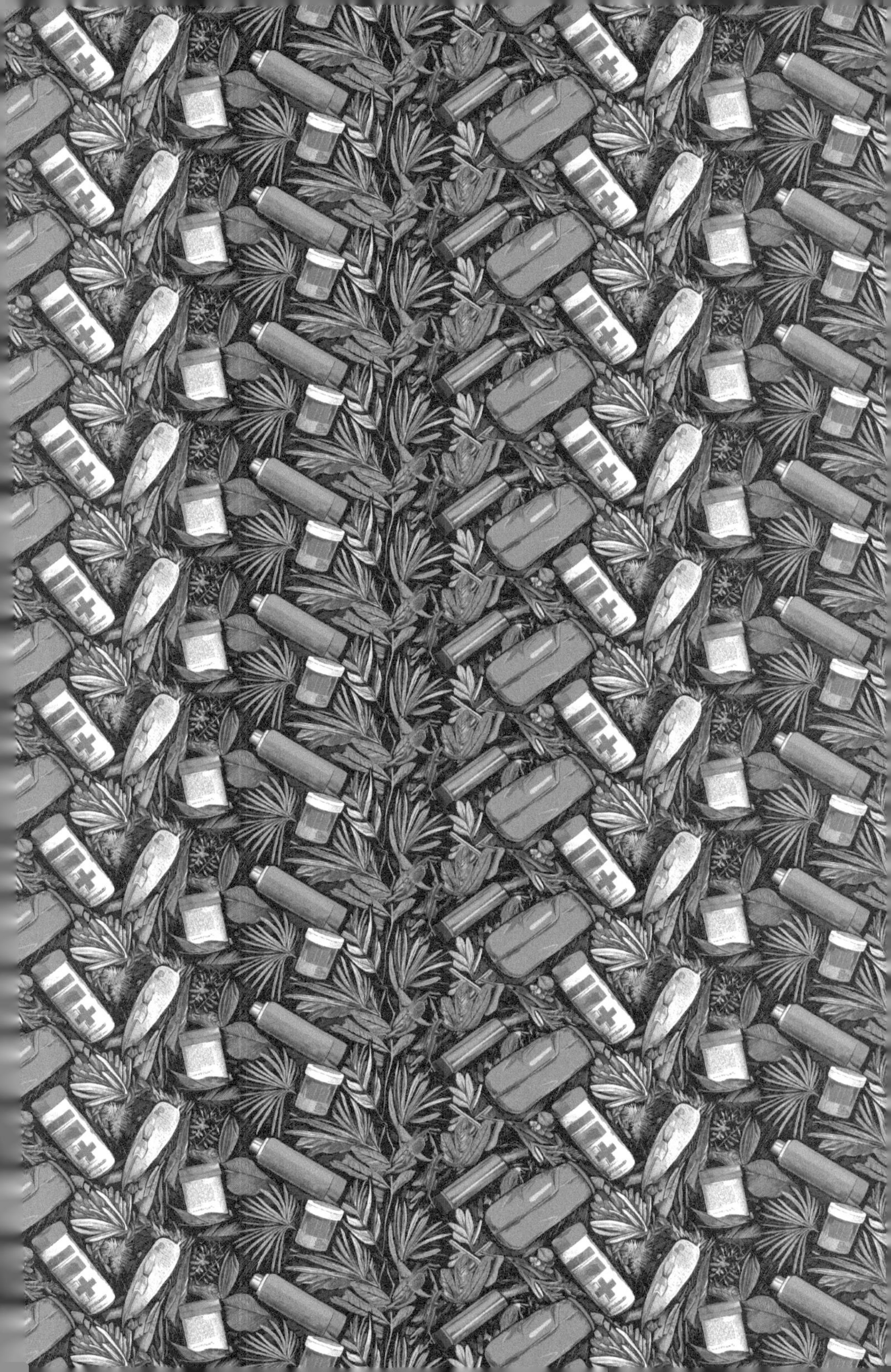

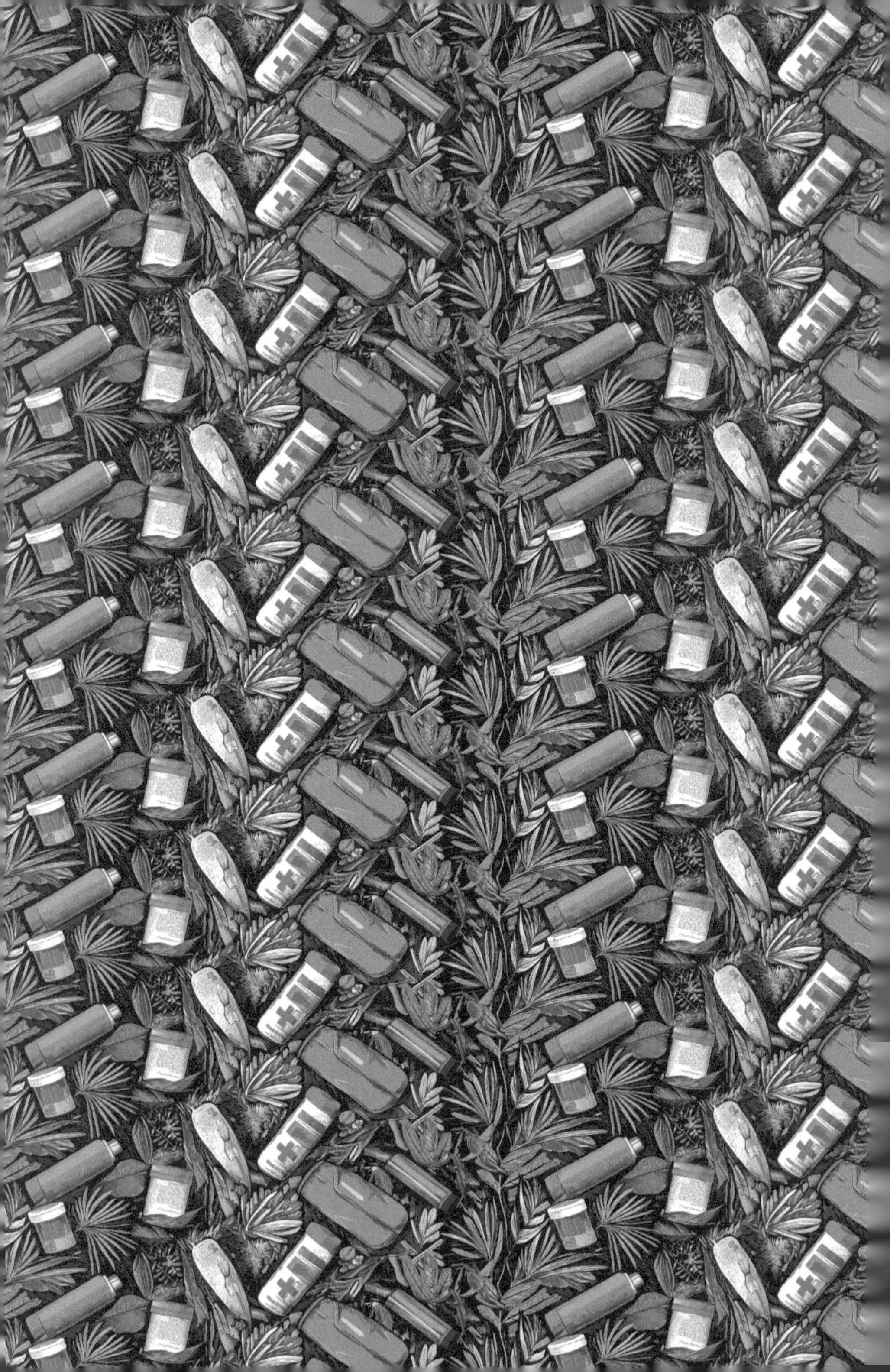

FSC
www.fsc.org
MIX
Papier | Fördert
gute Waldnutzung
FSC® C083411

Kolibri 360 GmbH
Ferdinand-Jühlke-Straße 7
99095 Erfurt, Deutschland
produktsicherheit@kolibri360.de